Übungen mit Loops und Superloops in der Sportphysiotherapie

Sven Kruse

120 Abbildungen

Georg Thieme Verlag
Stuttgart • New York

Sven **Kruse**
Praxis für Physiotherapie
Haarweg 80
58675 Hemer
Deutschland

www.medivital.de,
www.svenkruse.de

Bibliografische Information der Deutschen Nationalbibliothek
Die Deutsche Nationalbibliothek verzeichnet diese Publikation in der Deutschen Nationalbibliografie; detaillierte bibliografische Daten sind im Internet über http://dnb.d-nb.de abrufbar.

Ihre Meinung ist uns wichtig! Bitte schreiben Sie uns unter:
www.thieme.de/service/feedback.html

Wichtiger Hinweis: Wie jede Wissenschaft ist die Medizin ständigen Entwicklungen unterworfen. Forschung und klinische Erfahrung erweitern unsere Erkenntnisse, insbesondere was Behandlung und medikamentöse Therapie anbelangt. Soweit in diesem Werk eine Dosierung oder eine Applikation erwähnt wird, darf der Leser zwar darauf vertrauen, dass Autoren, Herausgeber und Verlag große Sorgfalt darauf verwandt haben, dass diese Angabe **dem Wissensstand bei Fertigstellung des Werkes** entspricht.
Für Angaben über Dosierungsanweisungen und Applikationsformen kann vom Verlag jedoch keine Gewähr übernommen werden. **Jeder Benutzer ist angehalten**, durch sorgfältige Prüfung der Beipackzettel der verwendeten Präparate und gegebenenfalls nach Konsultation eines Spezialisten festzustellen, ob die dort gegebene Empfehlung für Dosierungen oder die Beachtung von Kontraindikationen gegenüber der Angabe in diesem Buch abweicht. Eine solche Prüfung ist besonders wichtig bei selten verwendeten Präparaten oder solchen, die neu auf den Markt gebracht worden sind. **Jede Dosierung oder Applikation erfolgt auf eigene Gefahr des Benutzers.** Autoren und Verlag appellieren an jeden Benutzer, ihm etwa auffallende Ungenauigkeiten dem Verlag mitzuteilen.

Rüdigerstr. 14
70469 Stuttgart
Deutschland

www.thieme.de

Printed in Germany

Zeichnungen: Andrea Schnitzler, Innsbruck
Umschlaggrafik: Martina Berge, Stadtbergen
Umschlaggestaltung: Thieme Gruppe
Fotograf: Jonas Brockmann, Neuenrade
Satz: Druckhaus Götz GmbH, Ludwigsburg
Druck: Westermann Druck Zwickau GmbH, Zwickau

DOI 10.1055/b-006-163268

ISBN 978-3-13-242812-6 1 2 3 4 5 6

Auch erhältlich als E-Book:
eISBN (PDF) 978-3-13-242813-3
eISBN (epub) 978-3-13-242814-0

Thieme

Über den Autor

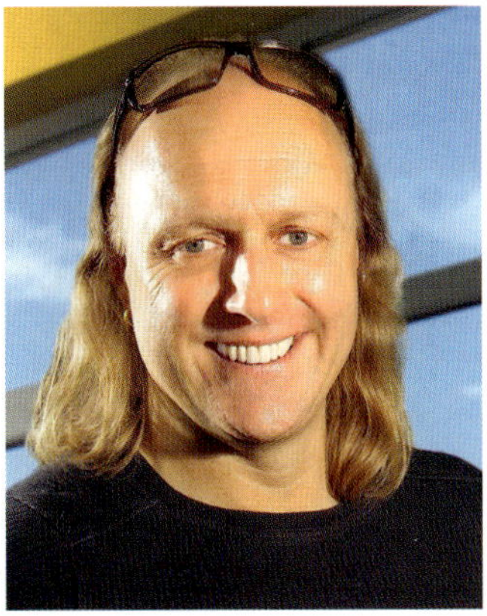

Sven Kruse Seit Jahrzehnten betreut Sven Kruse als Physiotherapeut Athleten unterschiedlichster Disziplinen, u. a. zahlreiche Olympiateilnehmer Er beschäftigt sich intensiv mit dem Einsatz von Latexbändern im Athletiktraining, in der Prävention und in der Rehabilitation. Von ihm stammt das sog. „Easy Flossing“-Konzept, das gemeinsam mit dem führenden Hersteller von Loops, Miniloops und Flossbändern entwickelt wurde. Sven Kruse ist Inhaber eines sportmedizinischen Trainingszentrums sowie eines Reha-Zentrums, hat die „Easy-Flossing-Academy“ ins Leben gerufen und gilt international als Experte auf dem Gebiet des Flossings.

Vorwort

Liebe Sportler, liebe Trainer, liebe Leser, Kraft, Schnelligkeit und Ausdauer sind wesentliche Voraussetzungen für ein Funktionieren unseres Körpers. Dies gilt insbesondere für den professionellen Athleten, der für Höchstleistungen trainiert. Aber auch im Allgemeinsport oder nach Unfall, Verletzung oder Krankheit sind der Muskelaufbau, das Trainieren von Bewegungen und die Steigerung oder Wiedererlangung der eigenen Beweglichkeit Wichtige Ziele.

Aus diesem Grund richtet sich das vorliegende Übungshandbuch grundsätzlich an jeden, der seinen Körper fit und gesund erhalten oder machen will.

Elastische Widerstandsbänder wie Loops und Superloops können das Training wirkungsvoll unterstützen und zu deutlich besseren Ergebnissen führen. Gleichzeitig wird mithilfe der Bänder einer Überlastung vorgebeugt, und die Gelenke werden geschont.

Mit dem vorliegenden Übungshandbuch erhalten Sie eine Anleitung zur Durchführung verschiedenster Übungen, die sowohl mit, als auch ohne Geräte wie etwa Hantel oder Powerrack durchgeführt werden können. Bei allen Übungen werden Loops oder Superloops zur Unterstützung und zur Steigerung des Erfolgs eingesetzt.

Viele der Übungen lassen sich in verschiedenen Varianten je nach gewünschter Belastungsintensität oder zu trainierender Muskelpartie durchführen. So erhalten Sie ausreichend Spielraum und Anregungen für die Praxis im Athletiktraining, im Sport oder in der Rehabilitation. Zudem ist jede Übung anhand von Fotos veranschaulicht, sodass sie sich spielend leicht anwenden lässt.

Jetzt wünsche ich Ihnen viel Spaß und Erfolg beim Training!

Ihr Sven Kruse

Inhaltsverzeichnis

1 Loops & Flossbänder

1.1 Nutzen und Vorteile elastischer Widerstandsbänder

Bessere Ergebnisse Gemäß des „Prinzips der anschwellenden Resistance" sorgen elastische Widerstände dafür, dass mit zunehmender Dehnung auch der Widerstand wächst. Dies führt, in Verbindung mit unterschiedlichen Bandstärken, zu einer erstklassigen Übungsprogression.

Schutz vor Überlastung, Gelenkschonung Entscheidender Vorteil des Einsatzes von Loops im Training und in der Therapie ist die Vermeidung von Überlastungen. Ohne Loops besteht häufig die Gefahr; dass sich der Athlet oder Patient überlastet. Zudem werden die Gelenke geschont.

Kein Verknoten nötig Charakteristisch für alle Loops ist ihre Ringform (Loop: Schleife, Schlaufe, Schlinge, engl.). Es ist kein Verknoten notwendig, sie sind für dynamische Übungen gut einsetzbar.

Natürlich, umwelt- und hautverträglich Überzeugende Materialvorteile: Loops und Flossbänder der Marke Sanctband sind sog. „Green Products, das heißt sie kommen ohne Chemie aus. Sie sind aus natürlichem Kautschuk gefertigt, puderfrei und hypoallergen, sodass sie sich auch bei empfindlicher Haut, hoher Schweißabsonderung oder Latexallergie eignen.

Hohe Haltbarkeit und Robustheit Dennoch setzen sie neue Standards in puncto Haltbarkeit und Robustheit, da sie im Vergleich zu anderen Produkten auch unter Dehnung ihren Widerstand gleichbleibend halten. Es gibt keinen Abfall des Widerstands bei Dehnung, keinen plötzlichen Stopp.

Qualität zertifiziert Als Zeichen der hohen Qualität haben alle Sanctbandprodukte die Zertifizierungen ISO 9001: 2008, ISO 13 485, FDA, CE, sowie GS und TÜV Nord erhalten.

Verschiedene Ausführungen Loops und Flossbänder von Sanctband gibt es in verschiedenen Ausführungen – so sind die Widerstände sind von „sehr leicht" bis „schwer" setzbar und die Übungen von „leicht" bis „anspruchsvoll" gestaltbar.

1.2
Loops (Standard, Mini)

Loops in den Ausführungen *„Standard“* und *„Mini“* sind einheitlich fünf Zentimeter breit. Es gibt sie in vier Stärken bzw. Farben je nach gewünschter Belastungsintensität: *„Extra light“*, *„Light“*, *„Medium“* und *„Heavy“*.

Standard- und Mini-Loops unterscheiden sich lediglich im Umfang: Standardloops sind 66 Zentimeter lang, Miniloops nur 45 Zentimeter, weshalb sie sich besonders für Übungen mit geringer Bewegungsamplitude eignen (z. B. das Abspreizen des Beins).

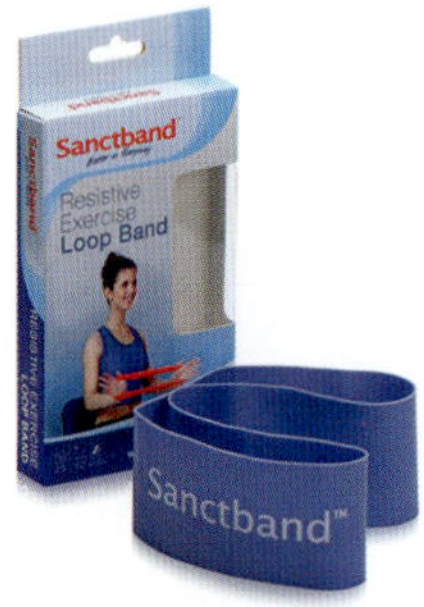

▶ **Abb. 1.1** Loops (Standard, Mini).

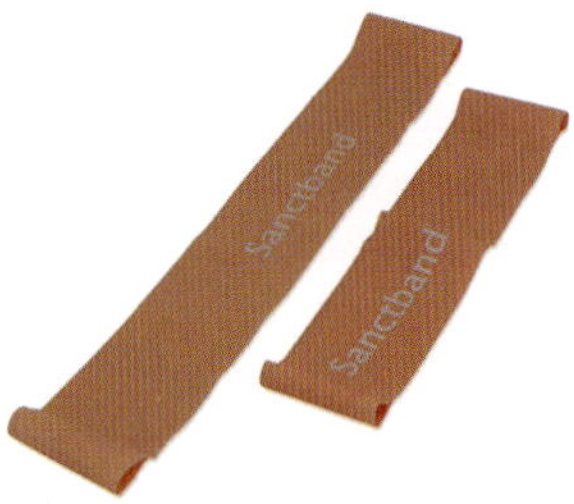

▶ **Abb. 1.2** Loop Extra light (Peach).

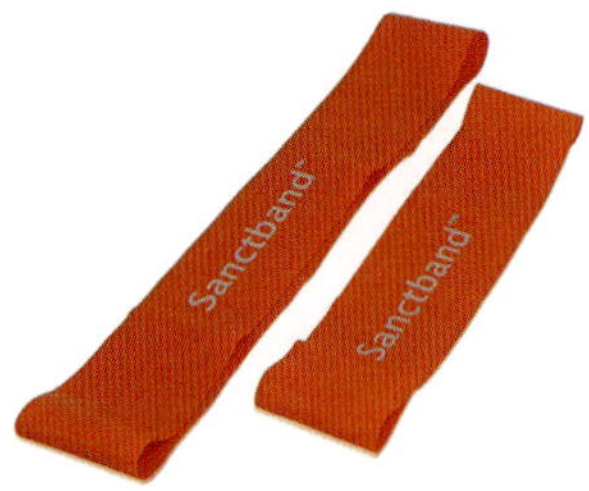

▶ **Abb. 1.3** Loop Light (Orange).

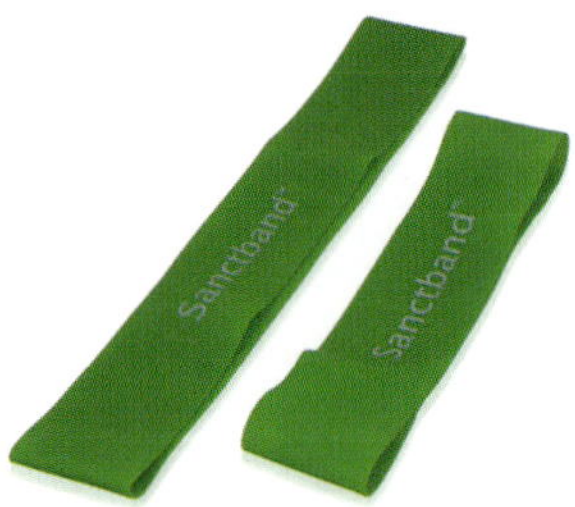

▶ **Abb. 1.4** Loop Medium (Lime Green).

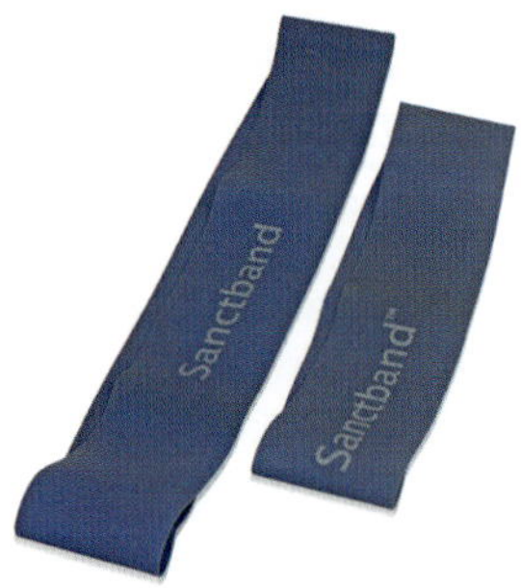

▶ **Abb. 1.5** Loop Heavy (Bluberry).

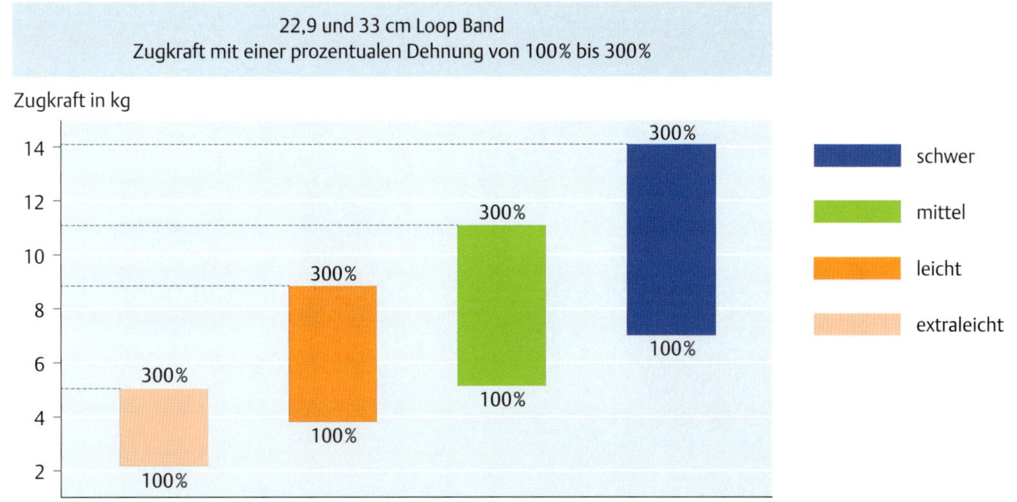

▸ **Abb. 1.6** Widerstandswerte/Zugkraft (in Pound) bei Banddehnung.

1.3 Superloops

Superloops haben mit 208 cm Länge einen größeren Umfang. Zudem gibt es sie in verschiedenen Breiten. Die Stärke der Bänder beträgt einheitlich 0,48 cm.

Aufgrund ihres größeren Umfangs und ihrer höheren dehnungsabhängigen Zugkraft sind Superloops widerstandsfähiger und eignen sich daher besonders für ein intensiv kräftigendes und spezifisches Training, zum Beispiel ein klassisches Krafttraining mit Langhantel oder ein professionelles Training von Sprint, Sprung und Agilität.

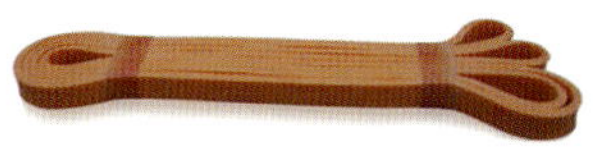

▸ **Abb. 1.7** Superloop Light (Orange).

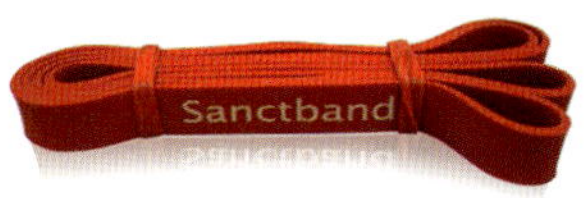

▸ **Abb. 1.8** Superloop Medium (Kirsche).

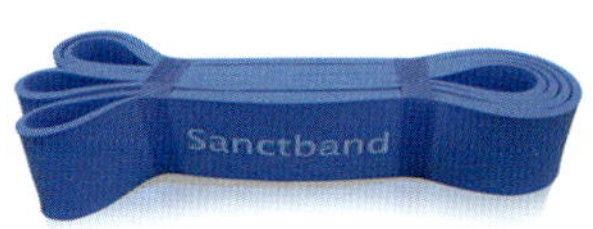

▸ **Abb. 1.9** Superloop Heavy (Blaubeere).

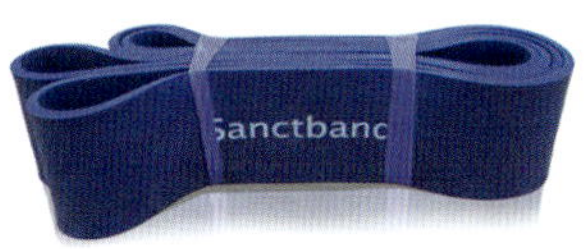

▸ **Abb. 1.10** Superloop Extra heavy (Pflaume).

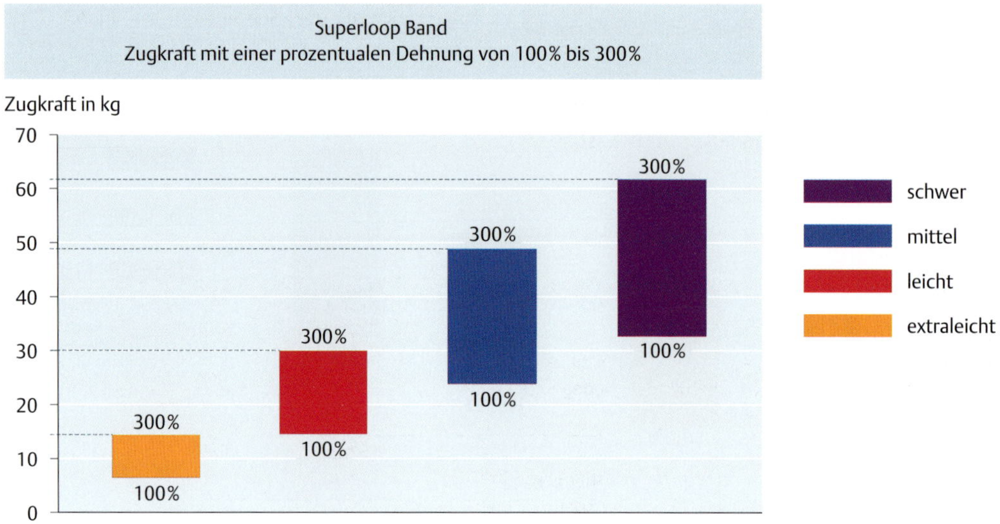

▶ **Abb. 1.11** Superloops - Widerstandswerte/Zugkraft (in Pound) bei Banddehnung.

1.4
Flossbänder

Flossbänder sind speziell entwickelte Tools für das sog. „Easy-Flossing". Nach diesem Konzept wird ein Gelenk oder Körperteil für einen bestimmten Zeitraum mit einem elastischen Latexband umwickelt. Dadurch lassen sich Schmerzen lindern, der Stoffwechsel anregen oder Kraft und Beweglichkeit verbessern.

Flossing basiert auf dem Prinzip eines Schwamms: Wird etwa ein Muskel straff mit einem Flossband umwickelt, kommt es zu einem Flüssigkeits- und Blutstau in der betroffenen Körperregion. Sobald das Band nach einer bestimmten Zeit wieder entfernt wird, löst sich der Stau – und es erfolgt eine Art Gewebespülung. Daraus resultiert eine passive oder aktive Stimulierung der Körperregion mit positiver Wirkung.

Flossbänder der Marke Sanctband gibt es in verschiedenen Breiten, Längen und Stärken; Letztere erkennt man an der Farbe des Bandes. So lassen sich verschiedene Applikationswerte, Intensitäten und Gewebetiefen erreichen, und die Behandlung kann an Konstitution und Schmerztoleranz des Patienten angepasst werden.

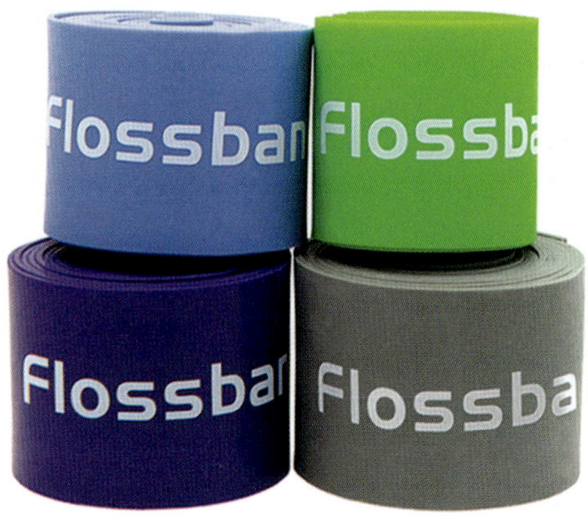

▶ **Abb. 1.12** Flossbänder.

Flossbänder lassen sich an verschiedenen Stellen des menschlichen Körpers anbringen, etwa am Knie, am Arm oder großflächig an Oberschenkel oder Hüfte. Hierfür gibt es Flossbänder in einer Länge von bis zu 3,50 Metern.

1.5 Easy Flossing

Easy Flossing ist das vorübergehende Umwickeln von Gelenken oder Körperteilen mit elastischen Latexbändern um Schmerzen zu lindern, den Stoffwechsel anzuregen oder Kraft und Beweglichkeit zu verbessern.

▶ **Tab. 1.1** Flossbänder nach Eignung

Ausführung	Stärke	Breite	Länge
Level 1: leicht (Limette) Einsteigerband Therapie; für ältere, sportlich nicht aktive Patienten, bei niedriger/unbekannter Schmerztoleranz, Bindegewebsschwäche; zur Akutversorgung nach Traumata	1,1 mm	5 cm	206 cm
Level 2: mittel (Blaubeere) Nächststärkeres Band in der Therapiefolge/Einstiegsband im Sport; für ältere Patienten, bei schlechtem Bindegewebsstatus, erlaubt differenziertes Erreichen unterschiedlicher Gewebeschichten	1,3 mm	5 cm	206 cm
Level 3: stark (Pflaume) Drittstärkstes Band in der Therapiefolge (höchste Therapiestufe bei älteren Patienten), bei mittelstark ausgeprägter Muskulatur und gutem Bindegewebsstatus	1,6 mm	5 cm	206 cm
Level 4: extra stark (Grau) Erlaubt bei gut trainierten Sportlern mit hohem Muskelanteil hohe Applikationswerte hinsichtlich Kompressionsstärke, Tiefe erreichter Gewebeschichten und Verdichtung des Gewebes (Densität)	1,8 mm	5 cm	206 cm
Version schmal Notwendig für Applikationen im Bereich der Finger und Zehen, auch beim Okklusionstraining empfohlen	4 versch.	2,5 cm	206 cm
Version extra breit Generell bei großflächigen Anlagen sowie am ISG im Bereich Bodybuilding/leistungsorientierter Sport	2 versch.	7,5 cm	206 cm
Version extra lang Für großflächige Applikationen oder komplexe Anlagen an Hüfte oder Oberschenkel, bei Überkreuzapplikationen im Thoraxbereich	4 versch.	5 cm	350 cm

Quelle: www.sanctband.eu Die o. a. Verwendungsempfehlungen basieren auf Erfahrungen zahlreicher Experten; wissenschaftliche Studien stehen noch aus.

2 Athletiktraining

Athletiktraining ist nicht nur etwas für Profis, sondern eignet sich auch für Laiensportler, die eine bestimmte Körperregion oder Fähigkeit trainieren möchten. Auch in der Rehabilitation findet das Athletiktraining Anwendung.

2.1 Individuell, flexibel, benutzerfreundlich

Das Konzept des Athletiktrainings mit Loops und Superloops lässt sich für nahezu alle Sportarten einsetzen – ist stets effektiv, lässt sich sehr individuell und zielgerichtet gestalten und ist leicht umsetzbar Es dient nicht nur dem „gesunden" Sportler, sondern auch dem Verletzten, der sich durch eine durchdachte Therapie den Weg zurück in den (Leistungs-) Sport erarbeiten möchte.

Mithilfe der beschriebenen Übungen lassen sich nicht nur verschiedene allgemeine Kraftfähigkeiten verbessern, sondern auch spezifische Fähigkeiten wie Schnelligkeit, Beweglichkeit und Ausdauer trainieren. Daneben gibt es Übungen zur Dehnung und Mobilisation.

Die Kraftkurve der jeweiligen Übung kann den Bedürfnissen des Sportlers sowie gegebenenfalls individuell vorhandenen Defiziten angepasst werden. Benutzerfreundlichkeit und Flexibilität machen Loops und Superloops zu einem unerlässlichen Tool für Training und Therapie.

2.2 Einsatzbereiche

- Maximalkrafttraining
- Schnellkrafttraining für Sprint und Sprung
- Schnellkrafttraining (Schlag, Stoß, Wurf)
- Kraftausdauertraining
- Koordinationstraining
- Hypertrophietraining
- Assistance-Training komplexer Bewegungsabläufe (Gewichtheben)
- Explosivkrafttraining
- Training von Sprintstart, Antrittsfähigkeit, schnellem Richtungswechsel
- Beweglichkeitstraining (Agilität)
- Training zur allgemeinen Kräftigung
- Training zur Kräftigung bestimmter Körperregionen oder Fähigkeiten
- Sportartspezifisches Training
- Kardiotraining
- Präventionstraining
- Ergänzungstraining
- Vorbereitungstraining für Kräftigungsübungen
- Training zur Beseitigung muskulärer Defizite
- Training zum Ausgleich muskulärer Dysbalancen

Tab. 2.1 Übungen und Zielmuskulatur

Übung	Exercises	Zielmuskulatur
Kniebeugen	Squats	Oberschenkel, Beine, Gesäß
Kniebeugen ohne Hantel	Squats	Oberschenkel, Beine, Gesäß
Frontkniebeugen	Front Squats	Oberschenkel, Beine, Gesäß
Box-Kniebeugen	Box Squats	Oberschenkel, Beine, Gesäß
Langhantel-Ausfallschritte	Barbell Lunges	Oberschenkel, Gesäß
laterale Ausfallschritte	Side Lunges	Gesäß
laterale Ausfallschritte im Slalomlauf	Agility Side Lunges	Gesäß
seitliche Ausfallschritte mit Anker	Fixed Side Lunges	Gesäß
seitliche Ausfallschritte mit Anker im Hindernislauf	Fixed Agility Side Lunges	Gesäß
alternierende Squatjumps	Alternating Squat Jumps	Oberschenkel, Beine, Gesäß
Vorwärtsgang mit gestreckten Beinen	Stretched Forward Move	Oberschenkel
Vorwärtsgang – abduktionslastig	Abduction Forward Move	Gesäß, Oberschenkel
Abduktion	Abduction	Gesäß
X-Band Walks	X-Band Walks	Gesäß
dorsale Kette	Dorsal Chain	Gesäß, Beine
rückwärtiges Beinstrecken	Legextension Reverse	Gesäß
Sprintstart mit Ankerpunkt	Fixed Sprint	Oberschenkel, Beine, Gesäß
Partner-Sprint	Partner Sprint	Oberschenkel, Beine, Gesäß
Agility-Sprints mit Ankerpunkt	Fixed Agility Sprints	Oberschenkel, Beine, Gesäß, Adduktoren
Standweitsprung mit Ankerpunkt	Fixed Standing Long Jump	Oberschenkel, Beine, Gesäß
Standhochsprung mit Partnern	Partner High Jump	Oberschenkel, Beine, Gesäß
Kreuzheben	Deadlifts	Rücken, Oberschenkel, Gesäß
Klimmzüge	Pull-ups	Rücken
Latzug	Lat Pull-down	Rücken
Liegestütze	Push-ups	Brust
einseitiger Butterfly	Partial Butterfly	Brust
Bankdrücken	Bench Press	Brust, Oberarme
enges Bankdrücken	Close Grip Bench Press	Oberarme, Brust
freies Drücken gegen einen Widerstand	Free Push-Press	Schulter, Brust
stehendes Schulterdrücken	Military Press	Schulter
Schulter-Protraktion	Shoulder Protraction	Brust
einseitiges Seitheben	Partial Side Lateral Raises	Schulter
aufrechtes Rudern	Upright Row	Schulter, Nacken
Reverse Butterfly	Butterfly Reverse	Schulter, Nacken
einseitiges Nackenheben	Partial Shrugs	Nacken
Dips	Dips	Brust, Oberarme, Schulter
Trizepsdrücken überkopf	Overhead Triceps Press	Oberarme

▶ **Tab. 2.1** Fortsetzung

Übung	Exercises	Zielmuskulatur
stehende Bizepscurls	Standing Biceps Curls	Oberarme
liegender Crunch	Lying Crunch	Bauch
Sit-ups	Sit-ups	Bauch
Bergsteiger	Mountain Climbers	Bauch, Oberschenkel
bewegender Bauchstütz	Moving Plank	Bauch
Dehnung ischiokrurale Muskulatur	Hamstring Stretch	Beine, Oberschenkel, Waden
Dehnung ischiokrurale Muskulatur + Flossing	Hamstring Stretch + Flossing	Beine, Oberschenkel
lokaler Impact ischiokrurale Muskulatur	Local Impact Hamstrings	Beine, Oberschenkel
Dehnung Quadrizeps	Quad Stretch	Oberschenkel
Hüftmobilisation	Hip Stretch	Adduktor, Hüfte, Beine, Oberschenkel
Dorsalflexion	Dorsal Flexion	Oberes Sprunggelenk
M. popliteus-Druckkompression	Compression Musculus Popliteus	Kniekehle
Flossing	Flossing	Oberschenkel Wade, Hand, Arme

▶ **Tab. 2.2** Einsatzbereiche und die dafür geeigneten Geräte/Partner

Einsatzbereiche	Geräte/Partner zusätzlich zu Loops
Maximalkraft, Schnellkraft (Sprint, Sprung], Koordination, Hypertrophie, Assistance, Kraftausdauer	Langhantel, Kniebeugeständer/Powerrack, Zusatzgewichte
Schnellkraft (Sprint, Sprung), Kraftausdauer, allgemeine Kräftigung	–
Maximalkraft, Schnellkraft (Sprint, Sprung), Koordination, Hypertrophie, Assistance	Langhantel, Kniebeugeständer/Powerrack, Zusatzgewichte
Maximalkraft, Schnellkraft (Sprint, Sprung), Fokus hintere untere Körperhälfte, Hypertrophie	Langhantel, Kniebeugeständer/Powerrack, Zusatzgewichte
Hypertrophie, Kraftausdauer, Koordination	Langhantel, Kniebeugeständer/Powerrack, Zusatzgewichte
Schnellkraft (Abduktion), allgemeine Kräftigung, Vorbereitung	–
Agilität, Schnellkraft (Abduktion), allgemeine Kräftigung, Vorbereitung	Slalom-Parcours, z. B. mit Hütchen
Schnellkraft (Abduktion, seitliche Bewegung), Agilität	Ankerpunkt
Agilität, schnelle Richtungswechsel, Schnellkraft (Abduktion, seitliche Bewegung)	Ankerpunkt oder Partner, Slalom-Parcours, z. B. mit Hütchen
Sprungkraft, Kraftausdauer, Kardio	–
allgemeine Kräftigung (untere Körperhälfte), Kraftausdauer	–
allgemeine Kräftigung (untere Körperhälfte), Kraftausdauer	–
Beseitigung muskulärer Defizite, Vorbereitung, Kräftigung (Abduktion)	Ankerpunkt
Schnellkraft (Abduktion), allgemeine Kräftigung, Vorbereitung	–
allgemeine Kräftigung, Prävention, Ausgleich muskulärer Dysbalancen	Ankerpunkt
Kräftigung (Gesäß, ischiokrurale M.), Ergänzung, Beseitigung musk. Defizite, allg. Kräftigung (Unterkörp.)	Ankerpunkt
Explosivkraft, Sprintstart (schnelle Antrittsfähigkeit)	Ankerpunkt
Explosivkraft, Schnellkraft (Sprint), Sprintstart (schnelle Antrittsfähigkeit)	Partner
Explosivkraft, Schnellkraft (Sprint)	Ankerpunkt
Schnellkraft (Sprung), Explosivkraft	Ankerpunkt
Schnellkraft (Sprung), Explosivkraft	2 Partner
Maximalkraft, Schnellkraft (hint. Muskelkette), Koordination, Hypertrophie, Assistance, sportartspez. (Ringen)	Langhantel, Kniebeugest./Powerrack o. Plattform, Zusatzgewichte
Hypertrophie, allgemeine Kräftigung (Oberkörper), Kraftausdauer, Ergänzung	Klimmzugstange, Klimmzugholme
Hypertrophie, allgemeine Kräftigung (Oberkörper), Kraftausdauer, Ergänzung	Klimmzugstange o. ruhende Langhantel, Klimmzugholme

▶ **Tab. 2.2** Fortsetzung

Einsatzbereiche	Geräte/Partner zusätzlich zu Loops
allgemeine Kräftigung, Schnellkraft (Schlag, Stoß, Wurf), Kraftausdauer	–
allgemeine Kräftigung, Hypertrophie, Kraftausdauer	Ankerpunkt
Maximalkraft, Schnellkraft (Schlag, Stoß, Wurf), Koordination, Hypertrophie, Kraftausdauer	Langhantel, Hantelbank/Powerrack, Zusatzgewichte
Maximalkraft, Schnellkraft (Schlag, Stoß, Wurf), Koordination, Hypertrophie, Kraftausdauer	Langhantel, Hantelbank/Powerrack, Zusatzgewichte
Schnellkraft (Schlag, Stoß, Wurf), allgemeine Kräftigung, Kraftausdauer	–
Hypertrophie, Schnellkraft (Schlag, Stoß, Wurf), Kraftausdauer, Koordination	Langhantel, Kniebeugeständer/Powerrack, Zusatzgewichte
Prävention, Ausgleich muskulärer Defizite, Ergänzung (Schlag, Stoß)	Ankerpunkt
Hypertrophie, Kraftausdauer, allgemeine Kräftigung	–
Hypertrophie, Kraftausdauer, allgemeine Kräftigung	Ankerpunkt
Hypertrophie, Kraftausdauer, allgemeine Kräftigung	Ankerpunkt
Prävention (Kontaktsport), allgemeine Kräftigung, Ergänzung	–
Hypertrophie, Kräftigung (Oberkörper), Schnellkraft (Schlag, Stoß, Wurf), Kraftausdauer	Dipvorrichtung, Dipholme, Zusatzgewichte
Kräftigung (Oberarm), Hypertrophie, Schnellkraft (Oberarmstrecker), Kraftausdauer, Ergänzung	Ankerpunkt
Kräftigung (Oberarm), Hypertrophie, Schnellkraft (Oberarmbeuger), Kraftausdauer, Ergänzung	–
Rumpfstabilität, Prävention, allgemeine Kräftigung, Kraftausdauer	Ankerpunkt
Rumpfstabilität, Prävention, allgemeine Kräftigung, Kraftausdauer	Ankerpunkt
allgemeine Kräftigung, Rumpfstabilität, Kardio, Kraftausdauer	–
Agilität, Rumpfkraft, allgemeine Kräftigung	–
Beweglichkeit	–
Beweglichkeit, Prävention, Detonisierung	Flossband
lokale Druckkompression (ischiokrurale M.), Prävention, Beweglichkeit, Detonisierung	Ankerpunkt
Beweglichkeit	–
Beweglichkeit, Prävention	Ankerpunkt
Beweglichkeit (oberes Sprunggelenk)	Ankerpunkt
lokale Druckkompression (Kniekehle), Prävention, Beweglichkeit, Detonisierung	Ankerpunkt
Regeneration	Flossband

2.3
Oberschenkel, Beine, Gesäß

2.3.1 Kniebeugen (Squats)

Zielmuskulatur
- Vierköpfiger Oberschenkelmuskel
  M. quadriceps femoris
- Beinbizeps
  M. biceps femoris
- Großer Gesäßmuske
  M. gluteus maximus

Hilfsmuskulatur
- Rückenstrecker
  M. erector spinae
- Dreiköpfiger Adduktor
  M. adductor

Einsatzbereiche
- Maximalkrafttraining
- Schnellkrafttraining für Sprint und Sprung
- Koordinationstraining
- Hypertrophietraining
- Assistance-Training komplexer Bewegungsabläufe (Gewichtheben)
- Kraftausdauertraining

Befestigung der Loops

Variante I Für den erschwerten Lockout im oberen Bereich der Wiederholung Die Superloops um die Scheibenaufnahme (den inneren Bereich) der Langhantel legen und mit Zusatzgewichten am Boden fixieren, oder mittels Schlaufenführung an einem bodennahen Abschnitt des Kniebeugeständers oder Powerracks fixieren.

Variante II Für die koordinative Erschwerung Die (Mini-)Loops mit leichten, freischwingenden Zusatzgewichten (2,5 bis 5 kg) versehen und um die Scheibenaufnahme der Langhantel legen.

Variante III Für den Fokus auf die Abduktoren und die Gesäßmuskulatur Die (Mini-)Loops unterhalb der Kniegelenke um beide Beine legen.

Ausgangsstellung
- Die Langhantel etwas unterhalb der Schulterhöhe im Ständer (Rack) platzieren
- Die Stange greifen, dabei die Arme mehr als schulterbreit auseinander und bequem halten
- Die Langhantel mittig auf dem Kapuzenmuskel bzw. den hinteren Schultermuskeln platzieren
- Die Schulterblätter nach hinten unten ziehen, und die Brust rausstrecken: dabei ist der Rücken gerade bzw. bildet ein leichtes Hohlkreuz, der Blick ist geradeaus gerichtet.
- Nun die Ellenbogen unter die Stange bringen und die Hantel aus der Halterung heben
- Die Füße stehen etwa schulterbreit oder weiter auseinander die Zehen sind leicht nach außen gerichtet.
- Auf Bauchspannung und beschriebene Körperhaltung achten!

Und so geht's
- Die Beine kontrolliert beugen, ohne den Körper dabei „fallen zu lassen“.
- Die Knie folgen stets dem Winkel der Zehenspitzen.
- Den Oberkörper leicht nach vorne neigen, dabei das Gesäß nach hinten schieben.
- Die vollständige Tiefe der Bewegung ist erreicht, wenn es nicht tiefer geht, ohne dass sich der Rücken krümmt.
- In der Aufwärtsbewegung die Beine wieder explosiv strecken, dabei den Druck auf die Fersen richten
- Während der Abwärtsbewegung einatmen, während der Aufwärtsbewegung ausatmen

Hinweise

Typische Fehler

Rundrücken

Unbedingt vermeiden, während der Übung den Rücken zu krümmen („Rundrücken"), v. a. im unteren Bereich der Wiederholung („Buttwink").

Wichtig!

Knie stabil halten!

Die Knie sollten stabil bleiben, damit sie nicht in eine zusätzliche Abduktion oder Adduktion geraten.

Tipp

Tiefere Kniebeuge

Um tiefer in die Kniebeuge gehen zu können, hilft es, die Dorsalflexion im Sprunggelenk zu verbessern, d. h. die Wadenmuskulatur zu dehnen. Im Training kann man die Fersen durch das Unterlegen dünner Gewichtsscheiben erhöhen. Eine sicherere Variante sind sog. Gewichthebeschuhe, deren Sohlen im hinteren Bereich leicht erhöht sind.

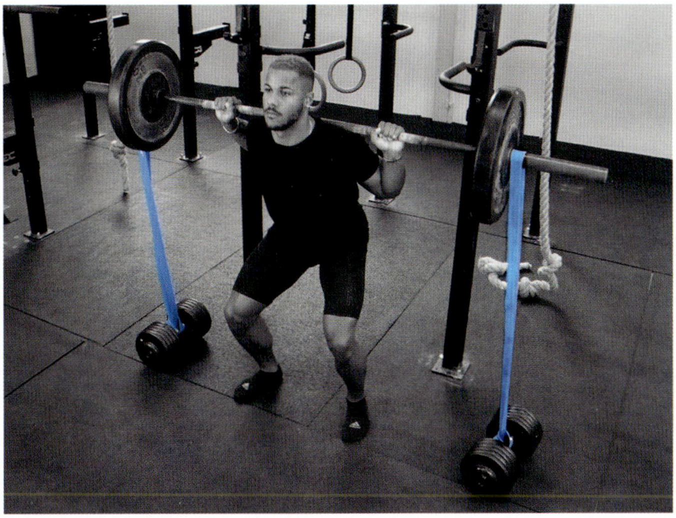

▶ **Abb. 2.1** Kniebeugen „squats" – Ausgangsstellung.

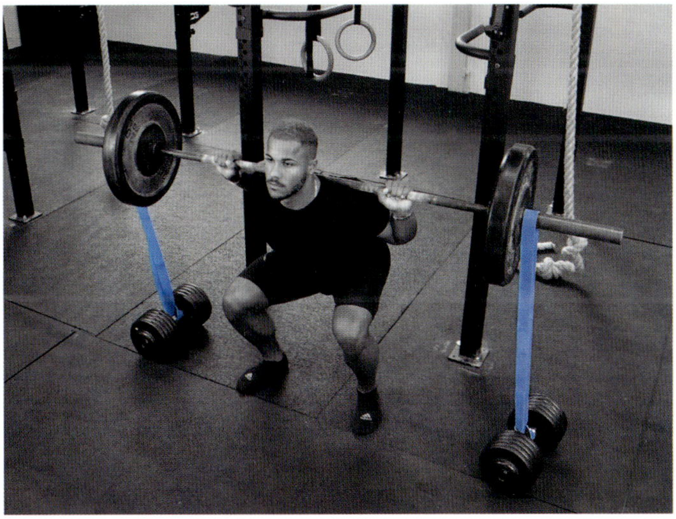

▶ **Abb. 2.2** Kniebeugen „squats" – Endstellung.

2.3.2 Kniebeugen ohne Hantel (Squats)

Zielmuskulatur
- Vierköpfiger Oberschenkelmuskel
  M. quadriceps femoris
- Beinbizeps
  M. biceps femoris
- Großer Gesäßmuskel
  M. gluteus maximus

Hilfsmuskulatur
- Rückenstrecker
  M. erector spinae
- Dreiköpfiger Adduktor
  M. adductor
- Gerade Bauchmuskulatur
  M. rectus abdominis

Einsatzbereiche
- Schnellkrafttraining für Sprint und Sprung
- Kraftausdauertraining
- Allgemeine Kräftigung

Befestigung der Loops
- Den Superloop auf den Boden legen und sich mit den Füßen hineinstellen.
- Dann den Superloop vor dem Körper über die Arme legen und die Arme auf Schulterhöhe vor der Brust kreuzen.

Ausgangsstellung
- Einen schulterbreiten Stand einnehmen, die Zehenspitzen zeigen leicht nach außen.
- Die Bauchmuskulatur anspannen, den Rücken gerade halten und die Brust rausstrecken.
- Den Blick geradeaus richten.
- Die Arme auf Höhe der Schultern vor dem Körper kreuzen und auch während der Übung nicht abfallen lassen.

Und so geht's
- Nun die Beine kontrolliert beugen und das Gesäß ablassen, ohne den Körper „fallen zu lassen“; dabei einatmen.
- Die Knie folgen stets dem Winkel der Zehenspitzen.
- Während der Ausführung stets die Bauchspannung beibehalten!
- Die vollständige Tiefe der Bewegung ist erreicht, wenn es nicht tiefer geht, ohne dass sich der Rücken krümmt.
- Die Aufwärtsbewegung über den Druck auf die Fersen leiten und die Knie nach oben bringen.

Hinweise

Typische Fehler

Wackelnde Knie

Die Knie dürfen nicht nach innen oder nach außen wackeln. Sie müssen während der gesamten Übung stabil geführt werden und dem Winkel der Zehenspitzen folgen.

Wichtig!

Gekreuzte Arme auf Schulterhöhe halten!

Die gekreuzten Arme bleiben auf Höhe der Schultern, sie dürfen nicht „abfallen“.

Haltung und Bauchspannung

Der Rücken bleibt gerade, die Brust ist rausgestreckt und der Bauch angespannt.

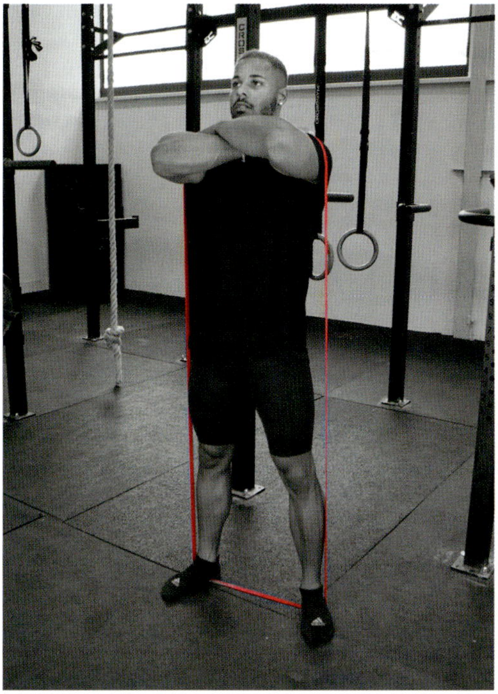

▶ **Abb. 2.3** Kniebeugen ohne Hantel – Ausgangsstellung.

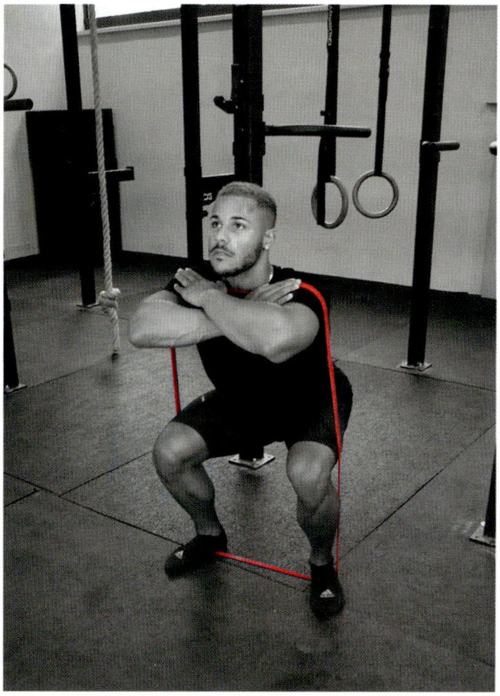

▶ **Abb. 2.4** Kniebeugen ohne Hantel – Endstellung.

2.3.3 Frontkniebeugen (Front Squats)

Zielmuskulatur

- Vierköpfiger Oberschenkelmuskel
  M. quadriceps femoris
- Beinbizeps
  M. biceps femoris
- Großer Gesäßmuskel
  M. gluteus maximus

Hilfsmuskulatur

- Rückenstrecker
  M. erector spinae
- Dreiköpfiger Adduktor
  M. adductor
- Gerader Bauchmuskel
  M. rectus abdominis

Einsatzbereiche

- Maximalkrafttraining
- Schnellkrafttraining für Sprint und Sprung
- Koordinationstraining
- Hypertrophietraining
- Assistance-Training komplexer Bewegungsabläufe (Gewichtheben)

Befestigung der Loops

Variante I Für den erschwerten Lockout im oberen Bereich der Wiederholung Die Superloops um die Scheibenaufnahme (den inneren Bereich) der Langhantel legen und mit Zusatzgewichten am Boden fixieren, oder mittels Schlaufenführung an einem bodennahen Abschnitt des Kniebeugeständers oder Powerracks fixieren.

Variante II Für die koordinative Erschwerung Die (Mini-)Loops mit leichten, freischwingenden Zusatzgewichten (2,5 bis 5 kg) versehen und um die Scheibenaufnahme der Langhantel legen.

Variante III Für den Fokus auf die Abduktoren und die Gesäßmuskulatur Die (Mini-)Loops unterhalb der Kniegelenke um beide Beine legen.

Ausgangsstellung

- Die Langhantel etwas unterhalb der Schulterhöhe im Ständer (Rack) platzieren.
- Es gibt zwei Griffvarianten: die Hantel etwa schulterbreit fassen, entweder
- a) mit nach hinten abgeknickten Armen im Untergriff, oder
- b) mit vor der Stange gekreuzten Unteramen, sodass die Hantel zwischen Körper und Unterarmen liegt.
- Dann die Hantel aus der Halterung heben und auf den vorderen Schultermuskeln ablegen.
- Der Oberkörper ist gerade, mit besonderem Fokus auf der Brustwirbelsäule.
- Der untere Rücken ist in leichter Hohlkreuzstellung, die Bauchmuskeln sind kontrahiert, der Blick zeigt geradeaus.
- Die Füße stehen etwa schulterbreit auseinander; die Zehen zeigen leicht nach außen.

Und so geht's

- Die Beine kontrolliert beugen, ohne den Körper dabei „fallen zu lassen".
- Die Knie folgen stets dem Winkel der Zehenspitzen.
- Das Gesäß kontrolliert ablassen, und dabei einatmen.
- Während der Ausführung stets die Bauchspannung beibehalten und die Brustwirbelsäule gerade halten.
- Die vollständige Tiefe der Bewegung ist erreicht, wenn es nicht tiefer geht, ohne dass sich der Rücken krümmt.
- Die Aufwärtsbewegung über den Druck auf die Fersen leiten und die Knie nach oben bringen.

Hinweise

Typischer Fehler

Gekrümmter Rücken

Unbedingt vermeiden, während der Übung den Rücken zu krümmen.

Wichtig!

Knie stabil!

Knie stabil halten, damit sie nicht in eine zusätzliche Abduktion oder Adduktion geraten.

Spannung halten!

Auf Bauchspannung achten und die Brustwirbelsäule gerade halten.

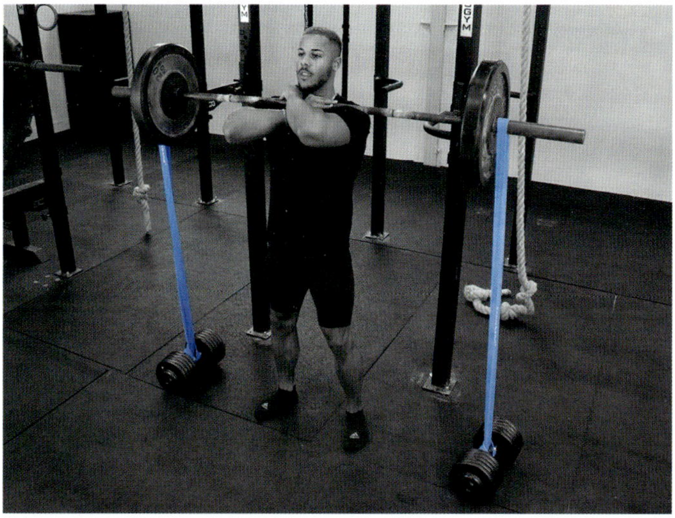

▶ **Abb. 2.5** Frontkniebeugen – Ausgangsstellung.

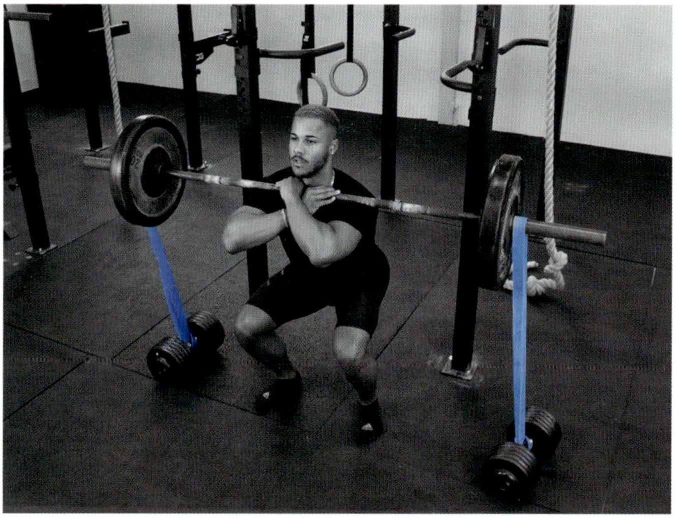

▶ **Abb. 2.6** Frontkniebeugen – Endstellung.

Tipp

Tiefere Kniebeuge

Um tiefer in die Kniebeuge gehen zu können, hilft es, die Dorsalflexion im Sprunggelenk zu verbessern, d. h. die Wadenmuskulatur zu dehnen. Im Training kann man die Fersen durch das Unterlegen dünner Gewichtsscheiben erhöhen. Eine sicherere Variante sind sog. Gewichthebeschuhe, deren Sohlen im hinteren Bereich leicht erhöht sind.

2.3.4 Box-Kniebeugen (Box Squats)

Zielmuskulatur

- Vierköpfiger Oberschenkelmuskel
  M. quadriceps femoris
- Beinbizeps
  M. biceps femoris
- Großer Gesäßmuskel
  M. gluteus maximus

Hilfsmuskulatur

- Rückenstrecker
  M. erector spinae
- Dreiköpfiger Adduktor
  M. adductor
- Gerader Bauchmuskel
  M. rectus abdominis

Einsatzbereiche

- Maximalkrafttraining
- Schnellkrafttraining für Sprint und Sprung
- Fokus auf hintere untere Körperhälfte
- Hypertrophietraining

Befestigung der Loops

Für den erschwerten Lockout im oberen Bereich der Wiederholung Die Superloops um die Scheibenaufnahme (den inneren Bereich) der Langhantel legen und mit Zusatzgewichten am Boden fixieren, oder mittels Schlaufenführung an einem bodennahen Abschnitt des Kniebeugeständers oder Powerracks fixieren.

Ausgangsstellung

- Die Langhantel etwas unterhalb der Schulterhöhe im Ständer (Rack) platzieren.
- Die Stange greifen, dabei die Arme mehr als schulterbreit auseinander und bequem halten.
- Die Langhantel mittig auf dem Kapuzenmuskel bzw. den hinteren Schultermuskeln platzieren.
- Die Schulterblätter nach hinten unten ziehen und die Brust rausstrecken: dabei ist der Rücken gerade bzw. bildet ein leichtes Hohlkreuz, der Blick ist geradeaus gerichtet.
- Nun die Ellenbogen unter die Stange bringen und die Hantel aus der Halterung heben.
- Die Füße stehen etwas weiter als schulterbreit auseinander, die Zehen zeigen leicht nach außen.
- Auf Bauchspannung und beschriebene Körperhaltung achten!

Und so geht's

- Das Gesäß kontrolliert ablassen, und dabei einatmen.
- Die Schienbeine bleiben dabei senkrechter zum Boden als bei der regulären Kniebeuge – die Bewegung ähnelt dem normalen „Sich hinsetzen".
- Die Knie folgen stets dem Winkel der Zehenspitzen.
- Während der Ausführung stets die Bauchspannung beibehalten und die Brustwirbelsäule gerade halten.
- Aus der sitzenden Position heraus über den Druck auf die Fersen den Körper wieder nach oben bringen, dabei ausatmen.

Hinweise

Typische Fehler

Nicht ausruhen oder abfedern!

Das Sitzen auf der Box dient nicht zum Ausruhen. Nur max. 1 Sekunde auf der Box verbringen. Auch ist die Box nicht zum Abfedern gedacht.

Gekrümmter Rücken

Unbedingt vermeiden, während der Übung den Rücken zu krümmen.

Wichtig!

Körperspannung halten!

Auch während der Phase des Sitzens die Körperspannung (Bauchspannung) aufrechterhalten und die Brustwirbelsäule gerade halten.

Knie stabil halten!

Die Knie sollten stabil bleiben, damit sie nicht in eine zusätzliche Abduktion oder Adduktion geraten. Sie folgen stets dem Winkel der Zehenspitzen.

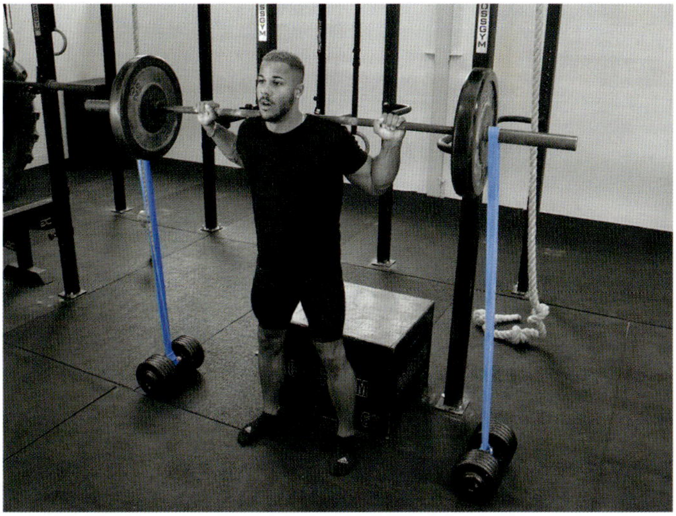

▸ **Abb. 2.7** Box-Kniebeugen – Ausgangstellung.

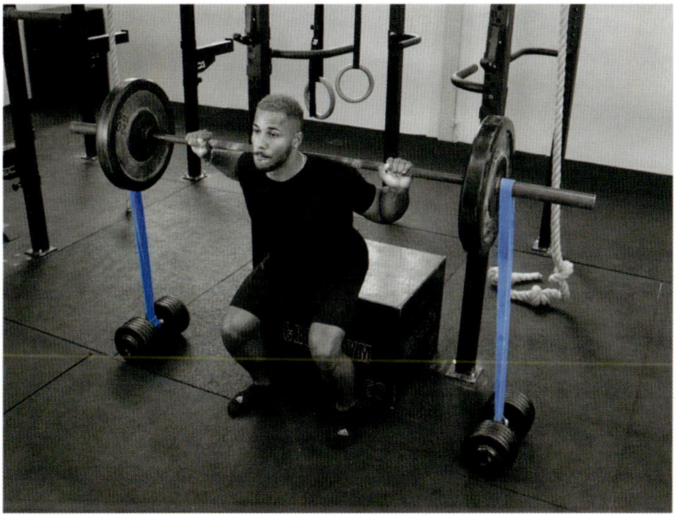

▸ **Abb. 2.8** Box- Kniebeugen – Endstellung.

2.3.5 Langhantel-Ausfallschritte (Barbelllunges)

Zielmuskulatur
- Vierköpfiger Oberschenkelmuskel
  M. quadriceps femoris
- Großer Gesäßmuskel
  M. gluteus maximus

Hilfsmuskulatur
- Beinbizeps
  M. biceps femoris

Einsatzbereiche
- Hypertrophietraining
- Kraftausdauertraining
- Koordinationstraining

Befestigung der Loops

Variante I Für den erschwerten Lockout im oberen Bereich der Wiederholung Die Superloops um die Scheibenaufnahme (den inneren Bereich) der Langhantel legen und mit Zusatzgewichten am Boden fixieren, oder mittels Schlaufenführung an einem bodennahen Abschnitt des Kniebeugeständers oder Powerracks fixieren.

Variante II Für die koordinative Erschwerung Die (Mini-)Loops mit leichten, freischwingenden Zusatzgewichten (2,5 bis 5 kg) versehen und um die Scheibenaufnahme der Langhantel legen.

Ausgangsstellung
- Die Langhantel etwas unterhalb der Schulterhöhe im Ständer (Rack) platzieren.
- Die Stange greifen, dabei die Arme mehr als schulterbreit auseinander und bequem halten.
- Die Langhantel mittig auf dem Kapuzenmuskel bzw. den hinteren Schultermuskeln platzieren.
- Dabei die Schulterblätter nach hinten unten ziehen, und die Brust rausstrecken: der Rücken ist gerade bzw. bildet ein leichtes Hohlkreuz, der Blick ist geradeaus gerichtet.
- Nun die Ellenbogen unter die Stange bringen und die Hantel aus der Halterung heben.
- Eine weite Schritthaltung einnehmen, sodass das zu trainierende Bein vorne steht: den Schritt so weit machen, dass die Unterschenkel beim Ablassen des Körpers etwa senkrecht zum Boden stehen oder nur leicht nach vorne wandern; das Knie bleibt hinter der Fußspitze.
- Die Zehenspitzen zeigen leicht nach außen.
- Auf Bauchspannung und beschriebene Körperhaltung achten!

Und so geht's
- Erst einen Satz für das eine Bein machen, danach einen Satz für das andere. Nicht zwischen jeder Wiederholung wechseln!
- In der Schrittstellung das vordere Bein beugen: dabei sollte das Knie nicht stärker als im 90-Grad-Winkel gebeugt sein. Das Knie folgt der Richtung der Zehenspitze.
- In dieser Ablassphase einatmen.
- Den Oberkörper gerade halten und nicht nach vorne verlagern.
- Über die Ferse des vorderen Beins den Körper wieder in die Ausgangsstellung bringen – dabei ausatmen.

Hinweise

Typische Fehler

Die Knie nicht nach innen wandern lassen!
Das lässt sich verhindern, indem man sich auf die Abduktion konzentriert.

Wichtig!

Oberkörper gerade halten!
Der Oberkörper sollte während der gesamten Übung gerade bleiben und nicht nach vorne kippen.

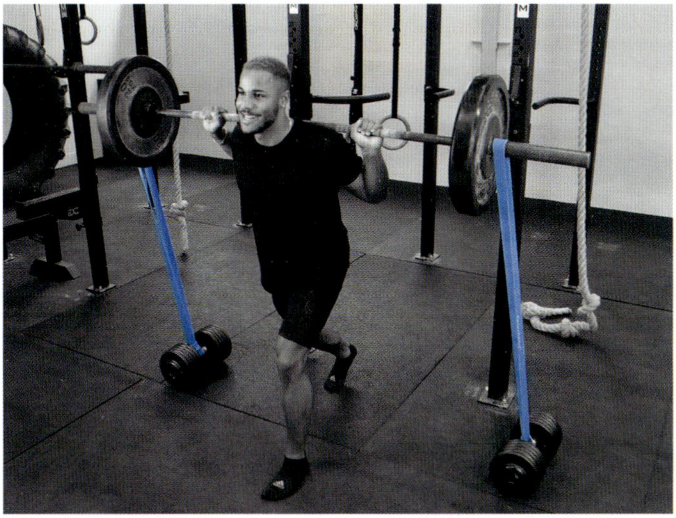

▶ **Abb. 2.9** Langhantel- Ausfallschritte – Ausgangsstellung.

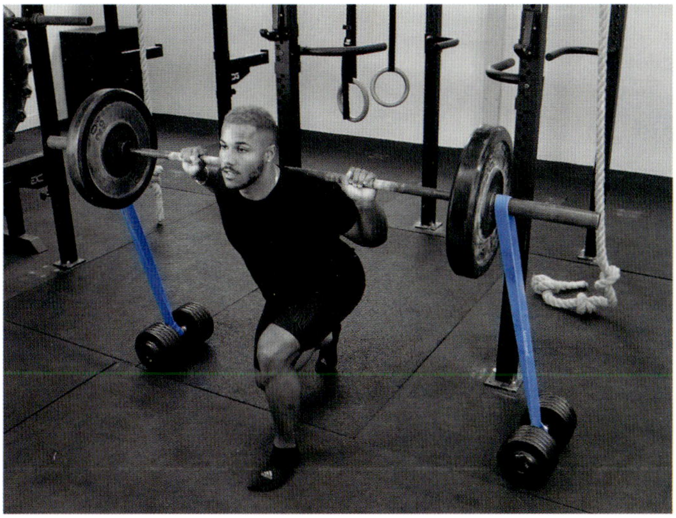

▶ **Abb. 2.10** Langhantel- Ausfallschritte – Endstellung.

2.3.6 Laterale Ausfallschritte (Side Lunges)

Zielmuskulatur
- Großer Gesäßmuskel
  M. gluteus maximus
- Mittlerer Gesäßmuskel
  M. gluteus medius

Hilfsmuskulatur
- Kleiner Gesäßmuskel
  M. gluteus minimus
- Birnenförmiger Muskel
  M. piriformis
- Schenkelbindenspanner
  M. tensor fascia latae
- Vierköpfiger Oberschenkelmuskel
  M. quadrizeps femoris

Einsatzbereiche
- Schnellkrafttraining der Abduktion
- Allgemeine Kräftigung
- Vorbereitung für Kräftigungsübungen

Befestigung der Loops
- Einen (Mini-)Loop auf Höhe der Sprunggelenke um beide Beine legen.

Ausgangsstellung
- Die Knie leicht beugen und den Oberkörper etwas nach vorne lehnen.
- Die Bauch- und Rückenstreckermuskulatur stabilisiert den Rumpf, die Brust ist rausgestreckt, die Halswirbelsäule ist in Verlängerung der Brustwirbelsäule.
- Die Arme anwinkeln.

Und so geht's
- Mit einer beliebigen Seite einen weiten, lateralen Schritt machen und das andere Bein hinterherziehen, wobei es gegen die Spannung des (Mini-)Loops kontrahiert, sodass eine kontrollierte Bewegung entsteht.
- Anschließend den nächsten lateralen Schritt mit demselben Bein wie zuvor machen.
- Nach einer bestimmten Anzahl an Schritten oder einer festgelegten Distanz die lateralen Schritte mit dem anderen Bein vollziehen, beispielsweise dieselbe Distanz zurück.

Hinweise

Typische Fehler

Zu wenig Gegenspannung

Das nachziehende Bein nur gegen den Widerstand des Loops kontrahieren und langsam nachgeben – nicht ohne Gegenspannung durch den Loop an das lateral gehende Bein bringen.

Wichtig!

Stabiler Rumpf, gerader Rücken

Während der gesamten Übung den Rumpf stabil und den Rücken gerade halten.

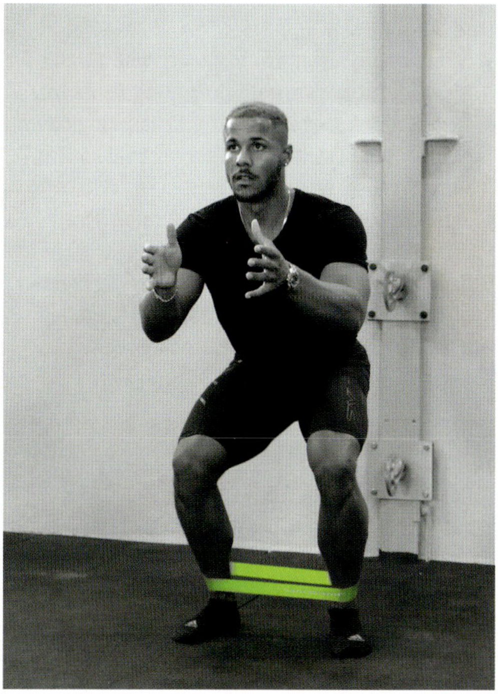

▶ **Abb. 2.11** Laterale Ausfallschritte – Ausgangstellung.

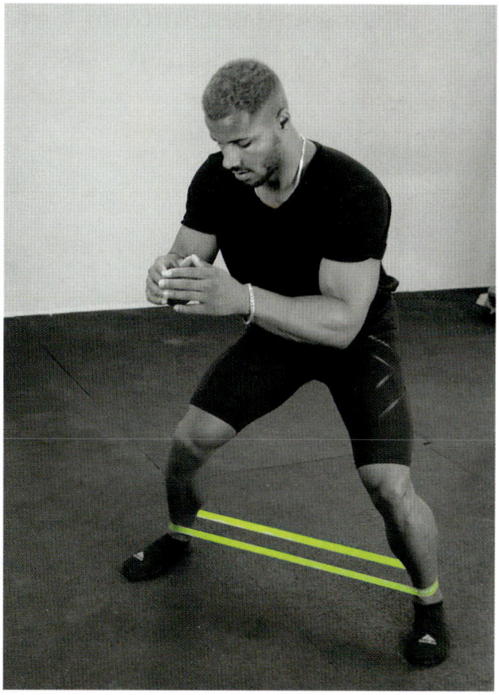

▶ **Abb. 2.12** Laterale Ausfallschritte – Endstellung.

2.3.7 Laterale Ausfallschritte im Slalomlauf (Agility Side Lunges)

Zielmuskulatur
- Großer Gesäßmuskel
  M. gluteus maximus
- Mittlerer Gesäßmuskel
  M. gluteus medius

Hilfsmuskulatur
- Kleiner Gesäßmuskel
  M. gluteus minimus
- Birnenförmiger Muskel
  M. piriformis
- Schenkelbindenspanner
  M. tensor fascia latae
- Vierköpfiger Oberschenkelmuskel
  M. quadriceps femoris

Einsatzbereiche
- Agilitätstraining
- Schnellkrafttraining der Abduktion
- Allgemeine Kräftigung
- Vorbereitung für Kräftigungsübungen

Befestigung der Loops
- Einen (Mini-)Loop um beide Beine auf Höhe der Sprunggelenke legen.

Ausgangsstellung
- Mithilfe von Hütchen einen Slalom-Parcours aufbauen.
- Die Knie leicht beugen und den Oberkörper leicht nach vorne lehnen.
- Bauch- und Rückenstreckermuskulatur stabilisieren den Rumpf, die Brust ist rausgestreckt, die Halswirbelsäule ist in Verlängerung der Brustwirbelsäule.
- Die Arme anwinkeln.

Und so geht's
- Bewegungsmuster grundsätzlich wie bei der Übung „Laterale Ausfallschritte" ohne Slalomlauf – jedoch hier schnellere Wechsel zwischen den Beinen, was jeweils einem schnellen Richtungswechsel entspricht.
- Schnellkräftig arbeiten.
- Mittels lateraler und diagonaler Schritte den Parcours „seitlich" von hinten nach vorne durchqueren, und das in möglichst kurzer Zeit; ggf. anschließend den Parcours analog rückwärts zurücklaufen.

Hinweise

Typische Fehler

Zu wenig Gegenspannung

Das nachziehende Bein nur gegen den Widerstand des Loops kontrahieren – nicht ohne Gegenspannung durch den Loop an das lateral gehende Bein bringen.

Wichtig!

Stabiler Rumpf, gerader Rücken

Den Rumpf stabil und den Rücken gerade halten.

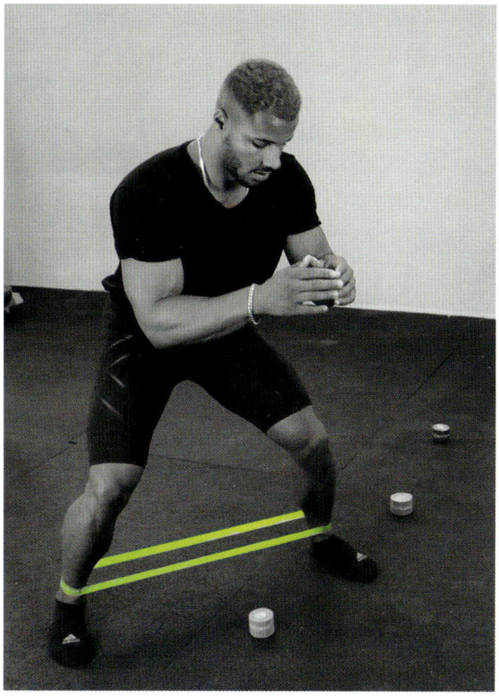

▶ **Abb. 2.13** Laterale Ausfallschritte im Slalomlauf.

2.3.8 Seitliche Ausfallschritte mit Anker (Fixed Side Lunges)

Zielmuskulatur
- Großer Gesäßmuskel
  M. gluteus maximus
- Mittlerer Gesäßmuskel
  M. gluteus medius

Hilfsmuskulatur
- Kleiner Gesäßmuskel
  M. gluteus minimus
- Birnenförmiger Muskel
  M. piriformis
- Schenkelbindenspanner
  M. tensor fascia latae
- Vierköpfiger Oberschenkelmuskel
  M. quadriceps femoris
- Gerade Bauchmuskulatur
  M. rectus abdominis
- Äußerer schräger Bauchmuskel
  M. obliquus externus abdominis
- Innerer schräger Bauchmuskel
  M. obliquus internus abdominis
- Quer verlaufender Bauchmuskel
  M. transversus abdominis

Einsatzbereiche
- Schnellkrafttraining der Abduktion/der seitlichen Bewegung
- Agilitätstraining

Befestigung der Loops
- Einen Superloop etwa hüfthoch an einem Ankerpunkt mittels Schlaufenführung befestigen und um die Taille legen.

Ausgangsstellung
- Einen hüftbreiten Stand am Ankerpunkt einnehmen.
- Die Knie leicht beugen und den Oberkörper etwas nach vorne lehnen.
- Die Arme anwinkeln.
- Den Blick geradeaus richten, die Brust rausstrecken.

Und so geht's
- Mehrere explosive, seitliche Schritte machen, wobei das äußere Bein vorgibt und das innere Bein nachzieht.
- Schnellkräftig arbeiten.
- Ziel ist es, so weit wie möglich gegen die Dehnung des Superloops anzukämpfen.
- Ist der Widerstand nicht mehr schnellkräftig überwindbar analog mittels seitlicher, schneller Schritte den Weg zurückgehen.
- Von hier aus erneut seitlich gehen.
- Erst für eine Seite mehrere Durchgänge ausführen, dann die Seite (das äußere Bein) wechseln.

Hinweise

Wichtig!

Schnelle, explosive Schrittfolge
Wichtig ist, die Schritte explosiv und schnellkräftig zu machen.

Stabiler Rumpf
Den Rumpf stabil halten

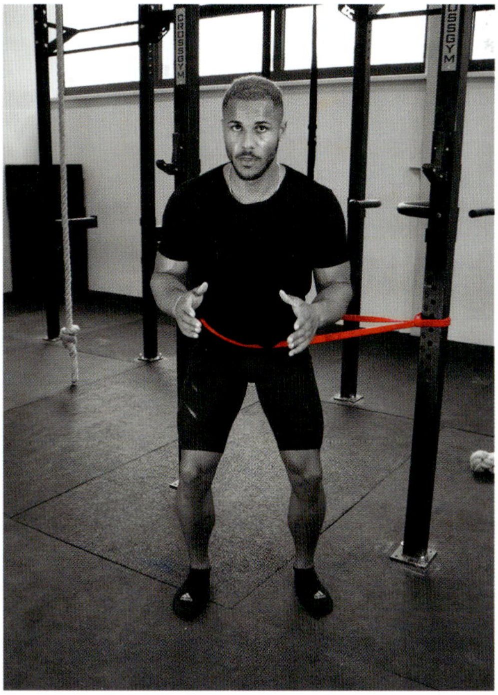

► **Abb. 2.14** Seitliche Ausfallschritte mit Anker – Ausgangsstellung.

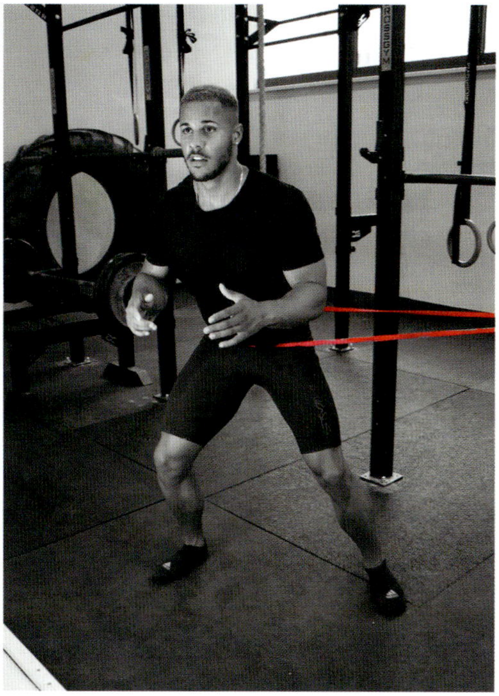

► **Abb. 2.15** Seitliche Ausfallschritte mit Anker – Endstellung.

2.3.9 Seitliche Ausfallschritte mit Anker im Hindernislauf (Fixed Agility Side Lunges)

Zielmuskulatur

- Großer Gesäßmuskel
  M. gluteus maximus
- Mittlerer Gesäßmuskel
  M. gluteus medius

Hilfsmuskulatur

- Kleiner Gesäßmuskel
  M. gluteus minimus
- Birnenförmiger Muskel
  M. piriformis
- Schenkelbindenspanner
  M. tensor fascia latae
- Vierköpfiger Oberschenkelmuskel
  M. quadriceps femoris
- Beinbizeps
  M. biceps femoris
- Gerade Bauchmuskulatur
  M. rectus abdominis
- Äußerer schräger Bauchmuskel
  M. obliquus externus abdominis
- Innerer schräger Bauchmuskel
  M. obliquus internus abdominis
- Quer verlaufender Bauchmuskel
  M. transversus abdominis

Einsatzbereiche

- Agilitätstraining
- Schnelle Richtungswechsel
- Schnellkrafttraining der Abduktion/der seitlichen Bewegung

Befestigung der Loops

- Einen Superloop etwa hüfthoch an einem Ankerpunkt mittels Schlaufenführung befestigen und um die Taille legen.
- Alternativ statt des Ankers mit einem Partner arbeiten, der den Superloop hält und mit den aufgestellten Hindernissen mitgeht, während man von vorne nach hinten den Parcours mittels lateraler Ausfallschritte durchquert.

Ausgangsstellung

- Mithilfe von Hütchen o. A. einen Slalom-Parcours aufbauen, etwa 2 Meter vom Anker bzw. Partner entfernt: Je weiter der Parcours entfernt ist, desto schwieriger wird der Lauf.
- Einen hüftbreiten Stand am Ankerpunkt bzw. beim Partner einnehmen.
- Die Knie leicht beugen und den Oberkörper etwas nach vorne lehnen.
- Die Arme anwinkeln.
- Den Blick geradeaus richten, die Brust rausstrecken.

Und so geht's

- Mehrere explosive, seitliche Schritte machen, wobei das äußere Bein vorgibt und das innere Bein nachzieht.
- Schnellkräftig arbeiten.
- Ziel ist es, mittels lateraler und diagonaler Schritte den Parcours „seitlich" von hinten nach vorne zu durchqueren, und das in möglichst kurzer Zeit – anschließend den Parcours analog mit Rückwärtsschritten zurücklaufen.

Hinweise

Wichtig!

Schnelle, explosive Schrittfolge

Wichtig ist, die Schritte explosiv und schnellkräftig durchzuführen.

Schnelle Richtungswechsel

Es kommt darauf an, schnelle Richtungswechsel zu vollziehen.

Stabiler Rumpf

Den Rumpf stabil halten

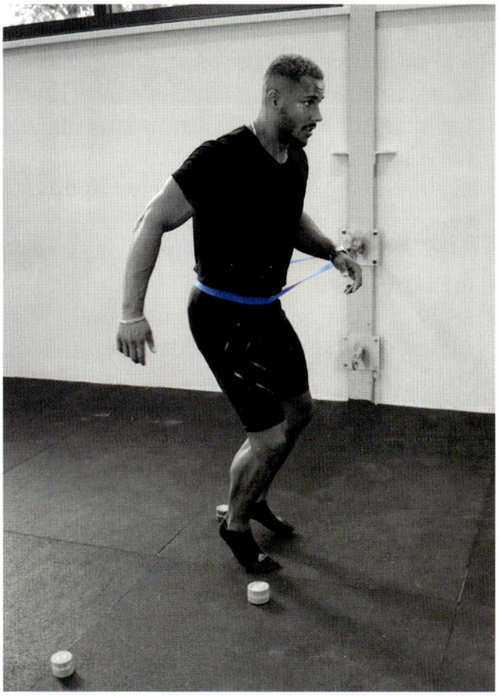

▶ **Abb. 2.16** Seitliche Ausfallschritte mit Anker im Hindernislauf – Ausgangstellung.

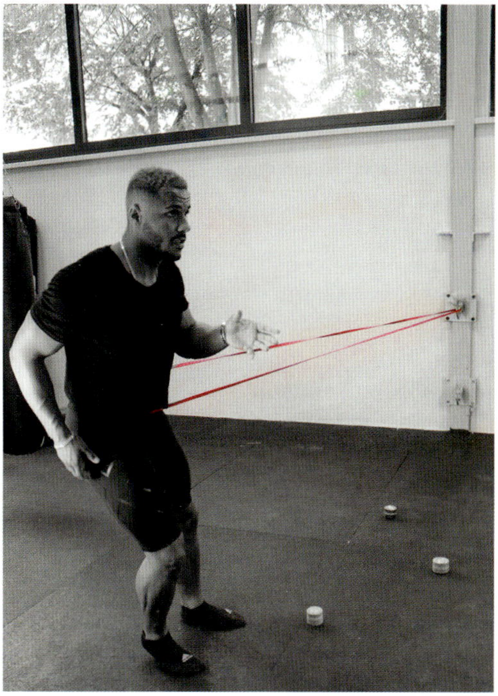

▶ **Abb. 2.17** Seitliche Ausfallschritte mit Anker im Hindernislauf – Endstellung.

2.3.10 Alternierende Squatjumps (Alternating Squat Jumps)

Zielmuskulatur

- Vierköpfiger Oberschenkelmuskel
  M. quadriceps femoris
- Beinbizeps
  M. biceps femoris
- Großer Gesäßmuskel
  M. gluteus maximus

Hilfsmuskulatur

- Dreiköpfiger Wadenmuskel
  M. triceps surae
- Halbsehnenmuskel
  M. semitendinosus
- Plattsehnenmuskel
  M. semimembranosus
- Gerade Bauchmuskulatur
  M. rectus abdominis
- Vorderer Sägemuskel
  M. serratus anterior

Einsatzbereiche

- Sprungkrafttraining
- Kraftausdauertraining
- Kardiotraining

Befestigung der Loops

- Einen (Mini-)Loop unterhalb der Knie um die Beine legen.

Ausgangsstellung

- Einen aufrechten, hüftbreiten Stand einnehmen.

Und so geht's

- Den Rücken während der gesamten Ausführung gerade halten und den Blick geradeaus richten.
- Die Arme nach hinten strecken, dabei in die Hocke gehen.
- Aus dieser Position heraus einen explosiven Sprung nach oben machen – die Arme dabei mit in die Höhe ziehen.
- In einem sehr breiten Stand landen.
- Bei der Landung in die Hocke gehen, von dort aus analog ohne Pause den nächsten explosiven Sprung nach oben machen.
- Wieder im engen hüftbreiten Stand landen und in die Hocke gehen.
- Ohne Pause wieder den nächsten Sprung machen – diesmal wieder mit breiter Landung.
- Die Sprünge hintereinander ohne Pause durchführen.

▶ Hinweise

Typische Fehler

Wandernde Knie

Knie, insbesondere im breiten Stand, nicht nach innen wandern lassen, sondern durch die Abduktoren stabil halten.

Wichtig!

Wechsel zwischen engem und breitem Stand

Kern der Übung ist der Wechsel zwischen dem Sprung in den engen, hüftbreiten Stand und in den sehr breiten Stand.

Ohne Pause springen

Immer direkt aus der Hocke heraus den nächsten Sprung machen – ohne Pause zu machen oder in der hockenden Position zu verharren

Auf Haltung und Atmung achten!

Rumpf stabil und Rücken gerade halten. Beim Absprung ausatmen, beim Landen einatmen

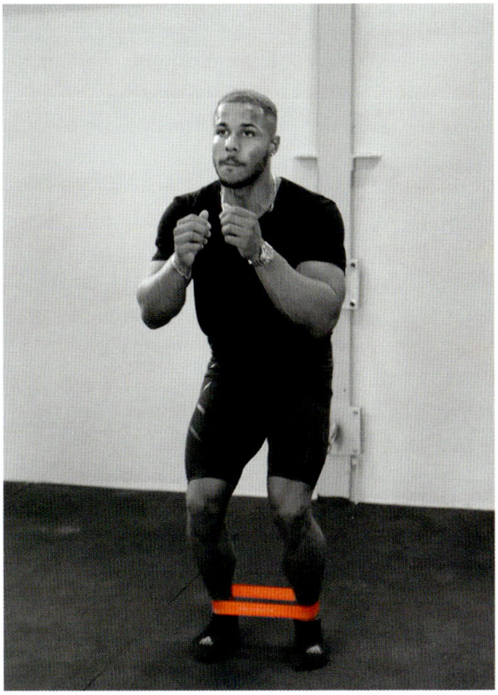

► **Abb. 2.18** Alternierende Squatjumps – Ausgangsstellung.

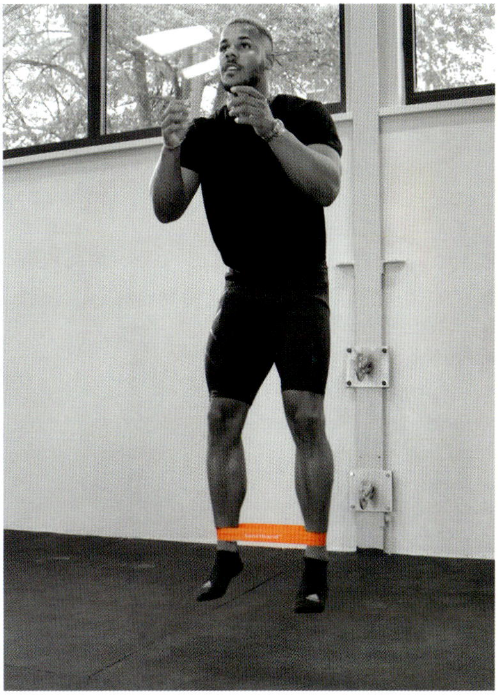

► **Abb. 2.19** Alternierende Squatjumps – Endstellung.

2.3.11 Vorwärtsgang mit Gestreckten Beinen (Stretched Forward Move)

Zielmuskulatur

- Vierköpfiger Oberschenkelmuskel
  M. quadriceps femoris

Hilfsmuskulatur

- Großer Gesäßmuskel
  M. gluteus maximus
- Beinbizeps
  M. biceps femoris
- Dreiköpfiger Wadenmuskel
  M. triceps surae
- Rückenstrecker
  M. erector spinae
- Vorderer Sägemuskel
  M. serratus anterior
- Deltamuskel
  M. deltoideus

Einsatzbereiche

- Allgemeine Kräftigung der unteren Körperhälfte
- Kraftausdauertraining

Befestigung der Loops

- Einen (Mini-)Loop auf Höhe der Sprunggelenke um beide Beine legen.

Ausgangsstellung

- Einen aufrechten, hüftbreiten Stand einnehmen.
- Die Arme nach oben strecken.
- Der Rücken ist gerade, der Blick zeigt geradeaus.

Und so geht's

- Mit nach oben gestreckten Armen und dauerhaft gestreckten Beinen nach vorne gehen.
- Die Schrittlänge sollte normal sein – jedoch stets so, dass der (Mini-)Loop gespannt bleibt.
- Auf diese Weise eine bestimmte Distanz vorwärts gehen.
- Zusätzlich kann die gleiche Strecke analog rückwärts gegangen werden.

Hinweise

Typischer Fehler

Knie gebeugt

Die Knie dürfen während der gesamten Ausführung nicht gebeugt werden.

Zu hastig

Jeden Schritt bewusst und kontrolliert ausführen und nicht hastig.

Wichtig!

Auf Spannung und Atmung achten!

Der Oberkörper bleibt gespannt. Außerdem während der Übung normal weiteratmen

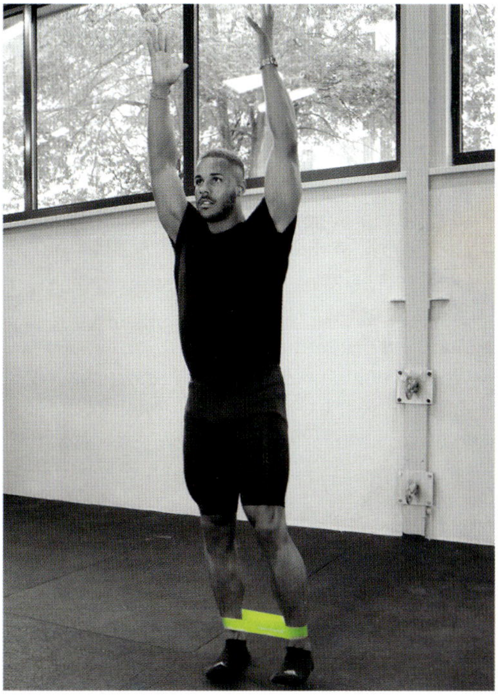

▶ **Abb. 2.20** Vorwärtsgang mit Gestreckten Beinen – Ausgangstellung.

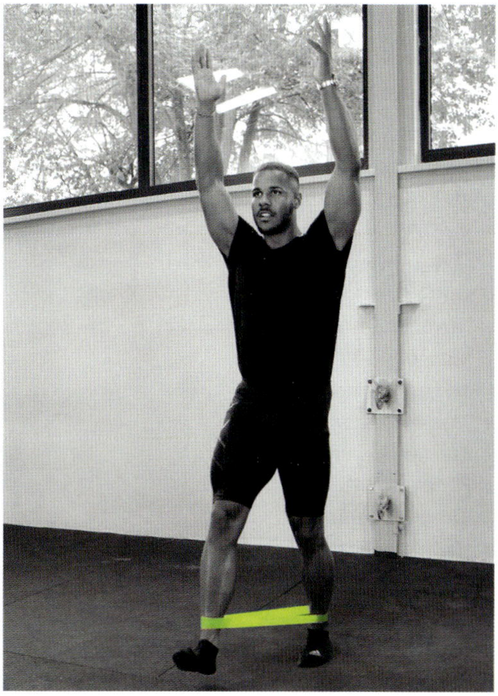

▶ **Abb. 2.21** Vorwärtsgang mit Gestreckten Beinen – Endstellung.

2.3.12 Vorwärtsgang, Abduktionslastig (Abduction, Forward Move)

Zielmuskulatur

- Großer Gesäßmuskel
  M. gluteus maximus
- Vierköpfiger Oberschenkelmuskel
  M. quadriceps femoris

Hilfsmuskulatur

- Mittlerer Gesäßmuskel
  M. gluteus medius
- Kleiner Gesäßmuskel
  M. gluteus minimus
- Beinbizeps
  M. biceps femoris
- Halbsehnenmuskel
  M. semitendinosus
- Plattsehnenmuskel
  M. semimembranosus
- Gerade Bauchmuskulatur
  M. rectus abdominis

Einsatzbereiche

- Allgemeine Kräftigung der unteren Körperhälfte
- Kraftausdauertraining

Befestigung der Loops

- Einen (Mini-)Loop unterhalb der Knie um beide Beine legen.

Ausgangsstellung

- Einen mehr als schulterbreiten Stand einnehmen.
- Die Knie um circa 45 Grad beugen und den Oberkörper vorlehnen.
- Die Arme anwinkeln.
- Der Rücken ist gerade, der Blick ist geradeaus gerichtet.

Und so geht's

- Während der gesamten Ausführung bleiben die Knie gebeugt und der Rücken gerade; außerdem ruhig atmen.
- In dieser Haltung kontrolliert vorwärts gehen: in normalem Gangtempo und mit konstant gebeugten Knien.
- Die Schrittlänge entspricht der Standbreite, die Füße werden nie eng aneinander geführt.
- Bei jedem Schritt durch ein kontinuierliches Arbeiten der Abduktoren der Zugrichtung des (Mini-)Loops entgegenwirken.
- Nach einer festgelegten Distanz die Strecke analog rückwärts gehen.

Hinweise

Wichtig!

Kontrolliert gehen

Jeden Schritt kontrolliert ausführen; dabei der Zugrichtung des (Mini-)Loops durch kontinuierliche Arbeit der Abduktoren entgegenwirken.

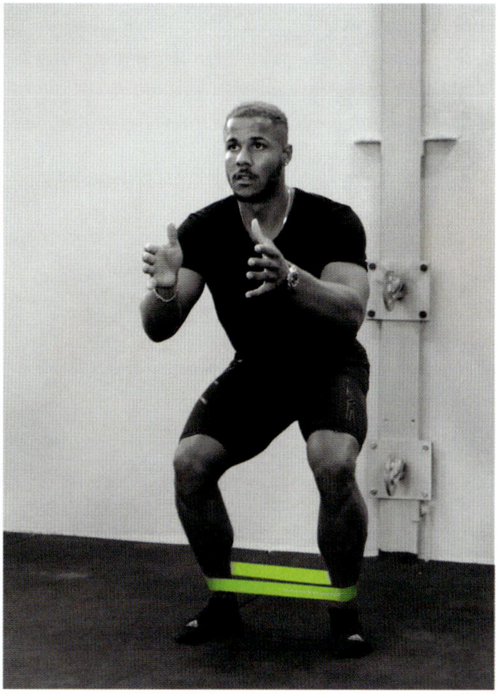

▶ **Abb. 2.22** Vorwärtsgang, Abduktionslastig – Ausgangsstellung.

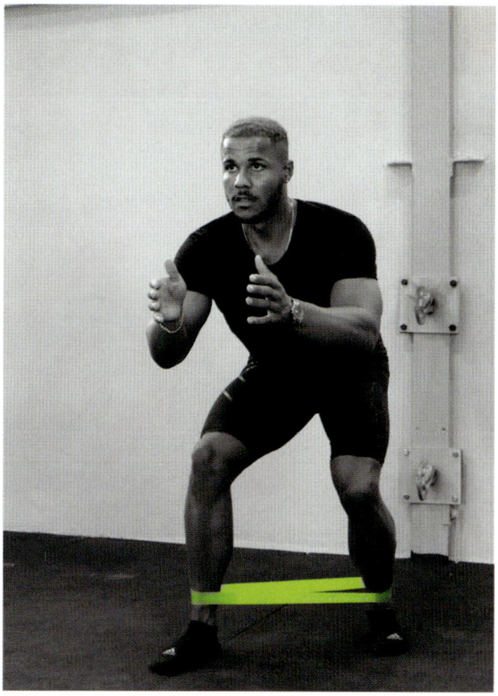

▶ **Abb. 2.23** Vorwärtsgang, Abduktionslastig – Endstellung.

2.3.13 Abduktion (Abduction)

Zielmuskulatur
- Mittlerer Gesäßmuskel
  M. gluteus medius

Hilfsmuskulatur
- Großer Gesäßmuskel
  M. gluteus maximus
- Kleiner Gesäßmuskel
  M. gluteus minimus

Einsatzbereiche
- Beseitigung muskulärer Defizite
- Vorbereitung von Kräftigungsübungen
- Kräftigung der Abduktion

Befestigung der Loops
- Einen Superloop bodennah an einem Ankerpunkt befestigen und um die Fußfessel des zu trainierenden Beins legen.

Ausgangsstellung
- Sich seitlich zum Befestigungspunkt des Loops, sodass das zu trainierende Bein außen steht.
- Der Stand sollte so weit vom Befestigungspunkt entfernt sein, dass der Superloop bereits ohne Abduktion des Beins auf Spannung ist.
- Knie und Hüften sind leicht gebeugt, der Oberkörper ist etwas nach vorne geneigt und der Rücken ist gerade; die Hände sind in die Hüften gestützt und der Blick ist geradeaus gerichtet.

Und so geht's
- Nun das zu trainierende Bein gegen den Widerstand des Superloops in die Abduktion bringen; die Bewegung ausschließlich aus der Hüfte ausführen und dabei ausatmen.
- Dann das Bein wieder kontrolliert in die Ausgangsstellung zurückbringen.

Hinweise

Typische Fehler

Rotierender Körper

Darauf achten, dass der Körper gerade und stabil bleibt, und nicht mit rotiert.

Wichtig!

Kontrollierte Bewegung

Das Bein kontrolliert in die Ausgangsstellung zurückbringen, nicht „zurückfedern“ lassen!

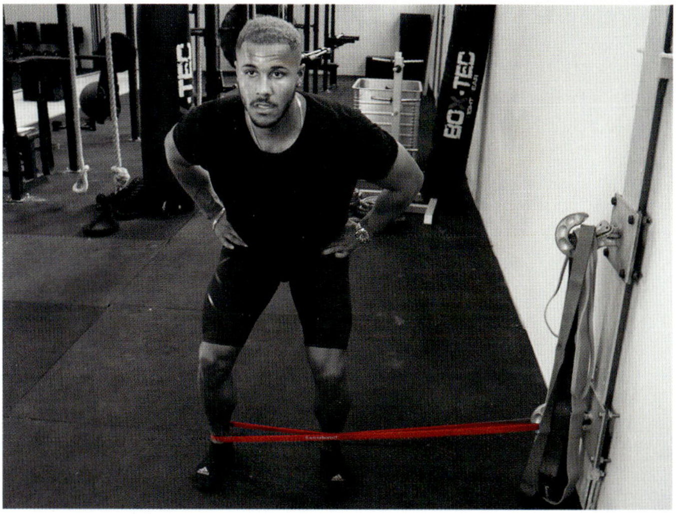

► **Abb. 2.24** Abduktion – Ausgangsstellung.

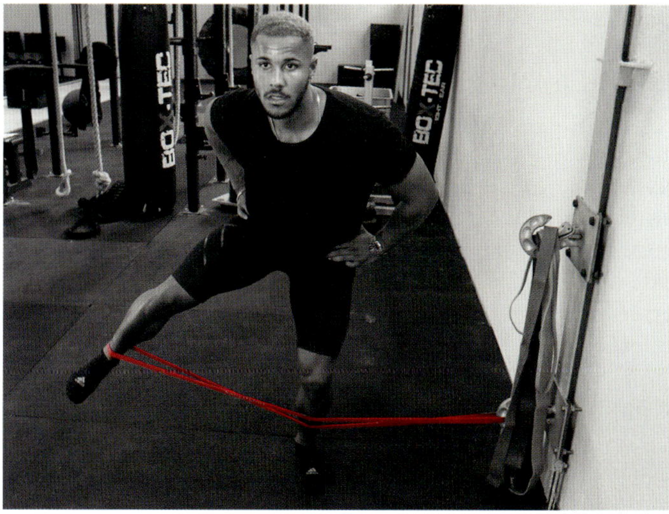

► **Abb. 2.25** Abduktion – Endstellung.

2.3.14 X-band Walks (X-band Walks)

Zielmuskulatur

- Großer Gesäßmuskel
  M. gluteus maximus
- Mittlerer Gesäßmuskel
  M. gluteus medius

Hilfsmuskulatur

- Kleiner Gesäßmuskel
  M. gluteus minimus
- Birnenförmiger Muskel
  M. piriformis
- Schenkelbindenspanner
  M. tensor fascia latae
- Vierköpfiger Oberschenkelmuskel
  M. quadriceps femoris

Einsatzbereiche

- Schnellkrafttraining der Abduktion
- Allgemeine Kräftigung
- Vorbereitung für Kräftigungsübungen

Befestigung der Loops

- Sich schulterbreit in einen Superloop stellen.
- Den Loop mit beiden Händen greifen, einmal vor dem Körper kreuzen und mit Spannung auf einer Höhe etwa zwischen Hüfte und Brust halten.

Ausgangsstellung

- Nun die Knie leicht beugen und den Oberkörper etwas nach vorne lehnen.
- Bauch- und Rückenstreckermuskulatur stabilisieren den Rumpf, die Brust ist rausgestreckt, die Halswirbelsäule ist in Verlängerung der Brustwirbelsäule.

Und so geht's

- Mit einem beliebigen Bein einen weiten lateralen Schritt machen, das andere Bein zieht hinterher – dabei kontrahiert es gegen die Spannung des Superloops, sodass eine kontrollierte Bewegung entsteht.
- Anschließend den nächsten lateralen Schritt mit demselben Bein wie zuvor machen.
- Auf diese Weise eine bestimmte Anzahl von Schritten oder eine festgelegte Distanz vollziehen.
- Dann die lateralen Schritte mit dem anderen Bein machen, etwa dieselbe Distanz zurück.

Hinweise

Typische Fehler

Keine Gegenspannung

Das nachziehende Bein immer gegen den Widerstand des Loops kontrahieren und langsam nachgeben – nicht ohne Gegenspannung durch den Loop an das lateral gehende Bein bringen.

Wichtig!

Gerade, stabile Haltung

Den Rumpf die ganze Übung hinweg stabil und den Rücken gerade halten

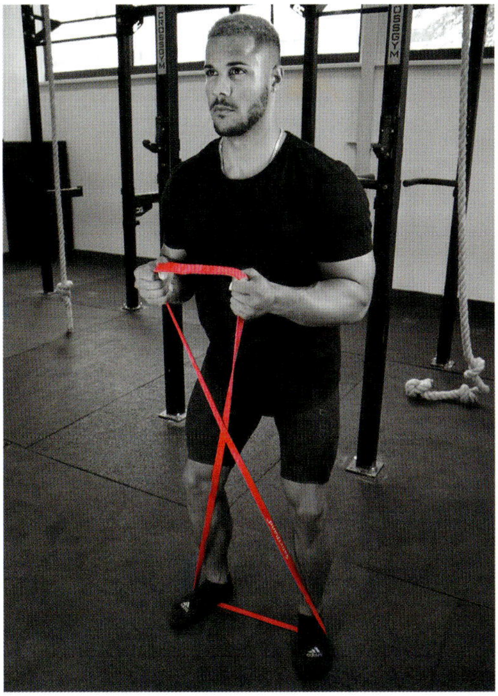

▶ **Abb. 2.26** X-Band Walks – Ausgangstellung.

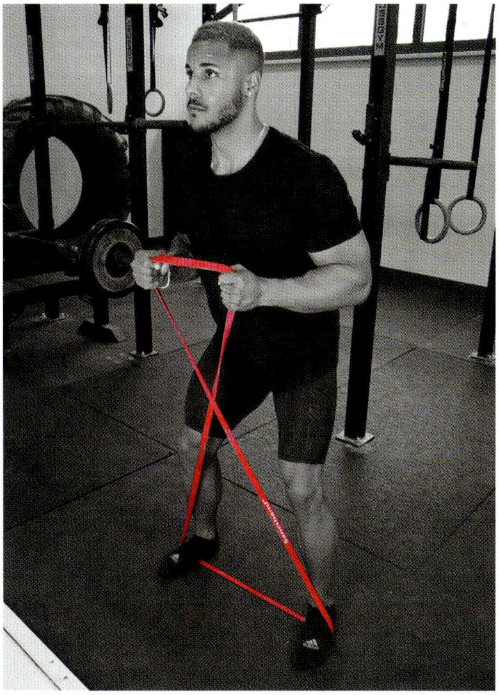

▶ **Abb. 2.27** X-Band Walks – Endstellung.

2.3.15 Dorsale Kette (Dorsal Chain)

Zielmuskulatur

- Großer Gesäßmuskel
  M. gluteus maximus
- Beinbizeps
  M. biceps femoris
- Halbsehnenmuskel
  M. semitendinosus
- Plattsehnenmuskel
  M. semimembranosus

Hilfsmuskulatur

- Rückenstrecker
  M. erector spinae

Einsatzbereiche

- Allgemeine Kräftigung
- Präventionstraining
- Ausgleichstraining muskulärer Dysbalancen

Befestigung der Loops

- Einen Superloop bodennah an einem Ankerpunkt befestigen und um das Sprunggelenk des zu trainierenden Beins legen.

Ausgangsstellung

- Sich mit dem Gesicht zum Befestigungspunkt hinstellen und zwar mit so viel Abstand, dass der Superloop bereits auf Spannung ist.
- Die Knie sind leicht gebeugt, der Rücken ist gerade, der Oberkörper ist leicht vorgebeugt und die Brust ist rausgestreckt.

Und so geht's

- Das Bein mit dem Superloop nach hinten führen, dabei den Winkel im Kniegelenk unverändert lassen und dabei ausatmen.
- Den Oberkörper ebenfalls weitgehend unverändert halten.
- Die Kontraktion am hintersten Punkt kurz halten.
- Das Bein wieder kontrolliert nach vorne ablassen – und dabei einatmen.

Hinweise

Typische Fehler

Nicht ins Wanken geraten

Das Bein so weit wie möglich nach hinten führen, ohne dass der Körper ins Wanken gerät.

Wichtig!

Gleichbleibender Winkel

Den Winkel im Kniegelenk gleichbleibend halten.

Kontrollierte Ausführung!

Besonders Wichtig ist es, die Übung kontrolliert auszuführen.

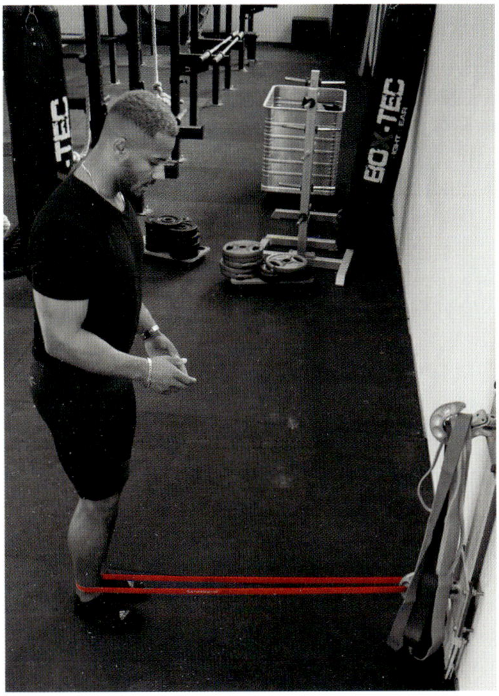

► **Abb. 2.28** Dorsale Kette – Ausgangsstellung.

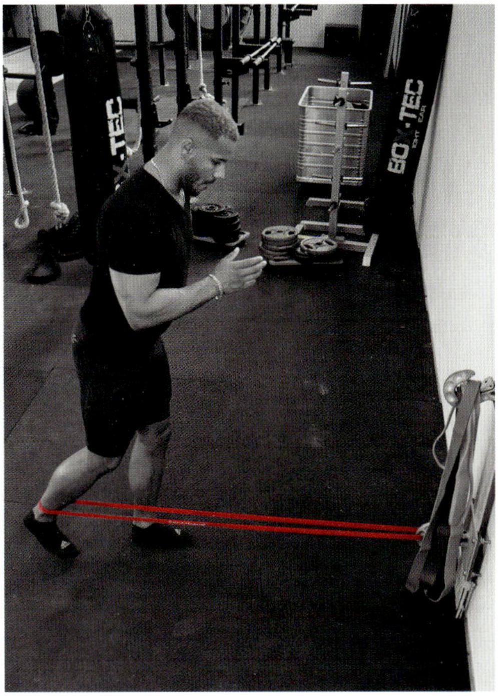

► **Abb. 2.29** Dorsale Kette – Endstellung.

2.3.16 Rückwärtiges Beinstrecken (Legextension Reverse)

Zielmuskulatur
- Großer Gesäßmuskel
  M. gluteus maximus

Hilfsmuskulatur
- Beinbizeps
  M. biceps femoris
- Gerade Bauchmuskulatur
  M. rectus abdominis

Einsatzbereiche
- Kräftigung des Gesäßes und der ischiokruralen Muskulatur
- Ergänzungstraining
- Beseitigung muskulärer Defizite
- Allgemeine Kräftigung des Unterkörpers

Befestigung der Loops
- Einen Superloop zwischen Hüft- und Brusthöhe an einem Ankerpunkt befestigen.

Ausgangsstellung
- Sich mit dem Kopf nah am Ankerpunkt auf den Rücken legen.
- Das zu trainierende Bein in den Superloop legen, es hängt somit schräg in der Luft.
- Das freie Bein liegt ausgestreckt am Boden.
- Die Arme liegen flach neben dem Körper und stützen die Position.

Und so geht's
- Das gestreckte Bein gegen den Widerstand des Superloops Richtung Boden führen.
- Kurz vor dem Boden die Position einen Augenblick halten.
- Von dort aus das Bein wieder kontrolliert hoch lassen (nicht zurückfedern lassen!).

Hinweise

Typische Fehler

Nicht zurückfedern lassen!

Das Bein auf Spannung kontrolliert nach oben führen, nicht zurückfedern lassen.

Wichtig!

Hohlkreuz vermeiden!

Durch eine Kontraktion der Bauchmuskulatur lässt sich verhindern, dass der Rücken ins Hohlkreuz fällt.

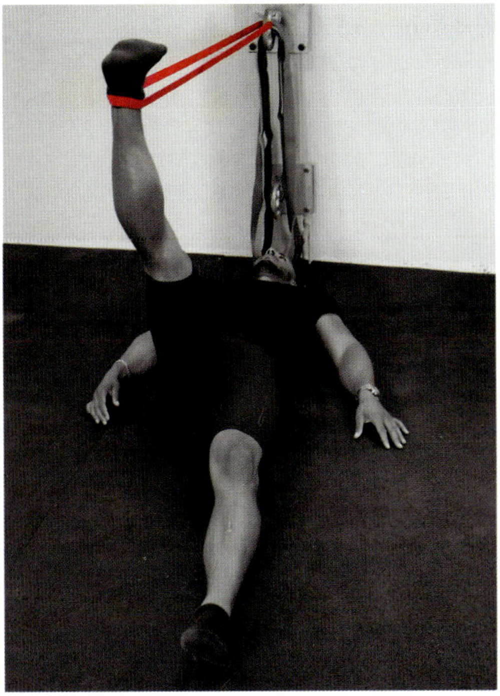

► **Abb. 2.30** Rückwärtiges Beinstrecken – Ausgangsstellung.

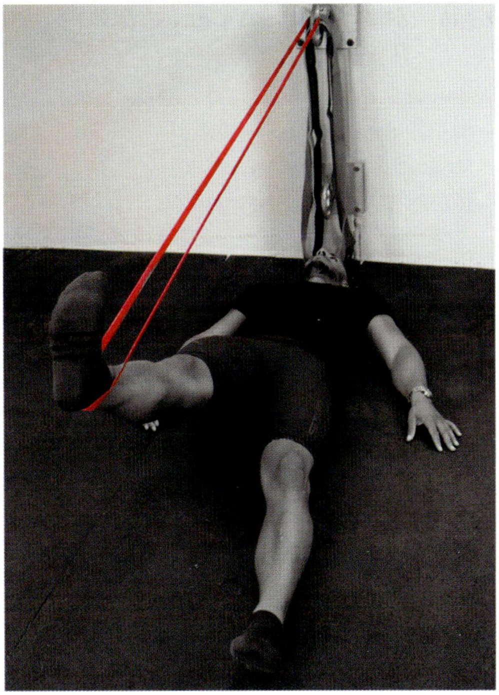

► **Abb. 2.31** Rückwärtiges Beinstrecken – Endstellung.

2.3.17 Sprintstart mit Ankerpunkt (Fixed Sprint)

Zielmuskulatur

- Vierköpfiger Oberschenkelmuskel
  M. quadriceps femoris
- Beinbizeps
  M. biceps femoris
- Großer Gesäßmuskel
  M. gluteus maximus

Hilfsmuskulatur

- Dreiköpfiger Wadenmuskel
  M. triceps surae
- Hüftbeuger
  M. iliopsoas
- Halbsehnenmuskel
  M. semitendinosus
- Plattsehnenmuskel
  M. semimembranosus
- Schenkelbindenspanner
  M. tensor fasciae
- Adduktorengruppe
  Mm. adductores
- Vord. Schienbeinmuskel
  M. tibialis anterior
- Gerade Bauchmuskulatur
  M. rectus abdominis
- Vorderer Sägemuskel
  M. serratus anterior
- Deltamuskel
  M. deltoideus

Einsatzbereiche

- Explosivkrafttraining Verbesserung d. Explosivkraft, Teil d. Schnellkraft
- Training des Sprintstarts Schnelle Antrittsfähigkeit (konditionell, koordinativ)

Befestigung der Loops

- Einen Superloop etwas unterhalb der Hüfthöhe mittels Schlaufenführung an einem Ankerpunkt befestigen und um die Hüften legen.

Ausgangsstellung

- Die Ausgangsstellung soweit vom Ankerpunkt entfernt einnehmen, dass der Superloop bereits leicht auf Spannung ist.
- Den Sprint aus der knienden Tiefstartstellung heraus starten, oder aus der vorgelehnten Abdruckphase.

Und so geht's

- Aus der Startposition mit vorgespanntem Superloop heraus versuchen, einen möglichst schnellkräftigen und explosiven **latae** Sprintstart zu realisieren.
- Dabei wenn möglich mehrere Schritte nach vorne machen.
- Auch die Arme einsetzen, die etwa um 90 Grad im Ellenbogen gebeugt sind.
- Der Kopf ist in Verlängerung der Wirbelsäule.
- Mehrere Starts hintereinander ausführen, jedoch nur solange die Bewegungsgeschwindigkeit nicht abnimmt.

Hinweise

Wichtig!

Explosiv arbeiten!

Die Starts müssen die maximale, willkürlich erreichbare Explosivität haben.

Tipp

Pausen machen!

Zwischen den Startserien ausreichend pausieren. Empfehlenswert ist eine Serienpause von bis zu 10 Minuten.

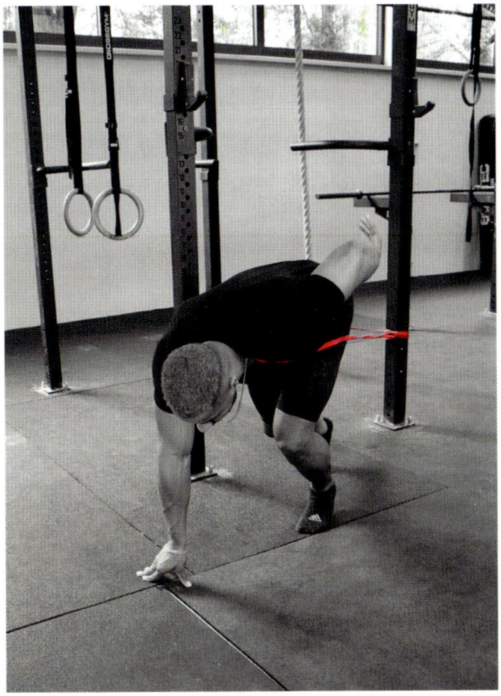

▶ **Abb. 2.32** Sprintstart mit Ankerpunkt – Ausgangsstellung.

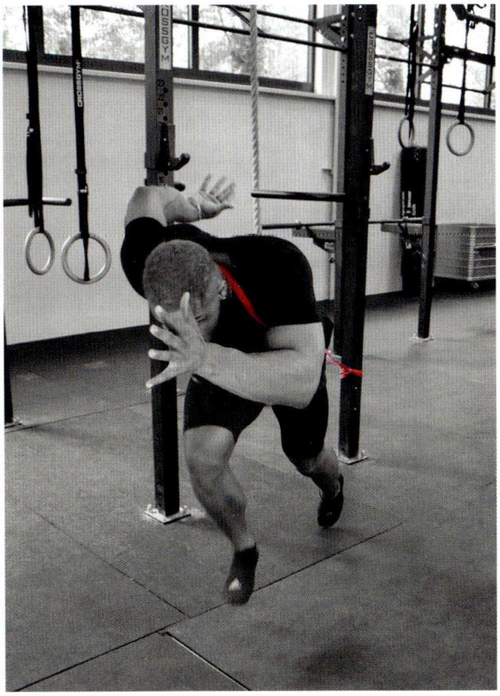

▶ **Abb. 2.33** Sprint aus der knieenden – Tiefstartstellung.

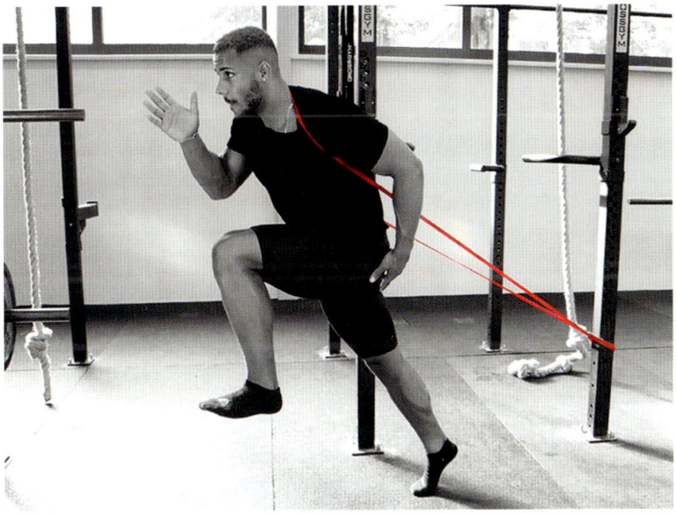

▶ **Abb. 2.34** Sprintstart mit Ankerpunkt – Endstellung.

2.3.18 Partner-Sprint (Partner Sprint)

Zielmuskulatur

- Vierköpfiger Oberschenkelmuskel
  M. quadriceps femoris
- Beinbizeps
  M. biceps femoris
- Großer Gesäßmuskel
  M. gluteus maximus

Hilfsmuskulatur

- Dreiköpfiger Wadenmuskel
  M. triceps surae
- Hüftbeuger
  M. iliopsoas
- Halbsehnenmuskel
  M. semitendinosus
- Plattsehnenmuskel
  M. semimembranosus
- Schenkelbindenspanner
  M. tensor fasciae latae
- Adduktorengruppe
  Mm. adductores
- Vorderer Schienbeinmuskel
  M. tibialis anterior
- Gerade Bauchmuskulatur
  M. rectus abdominis
- Vorderer Sägemuskel
  M. serratus anterior
- Deltamuskel
  M. deltoideus

Einsatzbereiche

- Explosivkrafttraining Verbesserung der Explosivkraft, Teil der Schnellkraft
- Schnellkrafttraining für Sprintdisziplinen
- Training des Sprintstarts Schnelle Antrittsfähigkeit (konditionell, koordinativ)

Befestigung der Loops

Variante I Mit weitem Vorlehnen bei der Übung Einen Superloop um die Hüfte legen, der hinter Ihnen stehende Partner hält den Superloop fest.

Variante II Mit aufrechterer Haltung bei der Übung Einen Superloop diagonal über die Schulter legen, der hinter Ihnen stehende Partner hält den Superloop fest.

Alternativ lassen sich für eine gleichmäßigere Druckverteilung auch 2 Superloops verwenden.

Variante I und II haben die gleiche Effektivität und Wirkungsrichtung, können also nach individueller Vorliebe gewählt werden.

Ausgangsstellung

- Für die Ausgangsstellung den Abstand vom Partner so wählen, dass der Loop bereits leicht auf Spannung ist.
- Den Sprint aus der knienden Tiefstartstellung heraus starten, oder aus der vorgelehnten Abdruckphase.
- Der Partner steht in der nötigen Distanz hinter Ihnen und sorgt für einen festen Halt des Superloops.

Und so geht's

- Ziel der Übung ist es, eine längere Distanz im Sprint zurückzulegen.
- Möglichst explosiv und schnellkräftig gegen die Zugkraft des Superloops arbeiten und versuchen die Distanz in kürzester Zeit zu bewältigen.
- Der Partner geht mit gleichbleibendem Abstand mit, sorgt aber stets für den nötigen Widerstand um Sie zu fordern.
- Zwischen den einzelnen Sprints eine Pause machen (empfehlenswert sind bis zu 10 Minuten).

Hinweise

Typische Fehler

Richtiger Gesamtwiderstand

Aus dem Abstand voneinander und dem, vom Partner erzeugten Widerstand ergibt sich der Gesamtwiderstand. Er darf nicht so hoch sein, dass Sie nur noch langsame Bewegungen machen können oder gar nicht erst von der Stelle kommen.

Andererseits darf der Gesamtwiderstand aber auch nicht zu gering sein. Sie müssen sowohl in der Startphase als auch auf der Distanz gefordert werden und einen deutlichen Widerstand spüren.

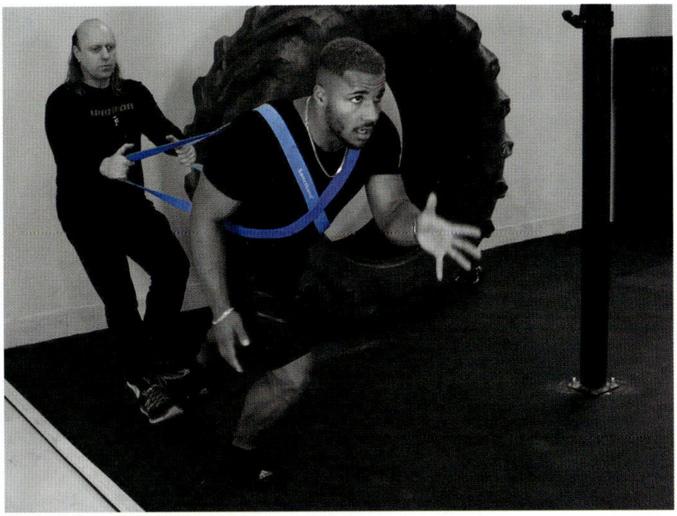

▶ **Abb. 2.35** Partner-Sprint – Ausgangsstellung.

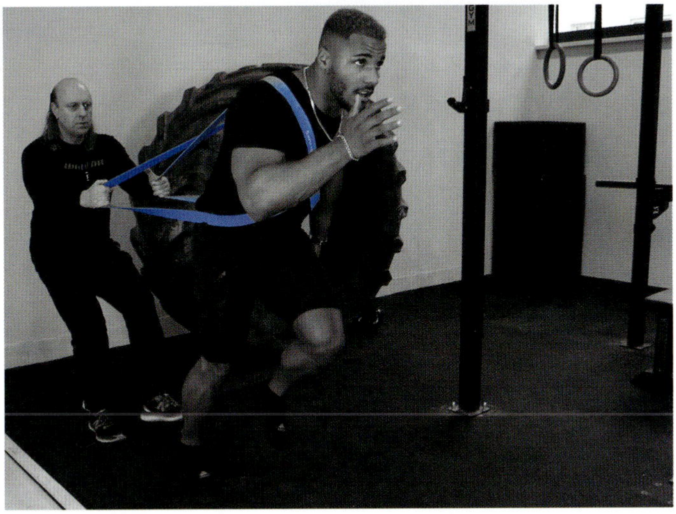

▶ **Abb. 2.36** Sprint aus der knienden – Tiefstartstellung.

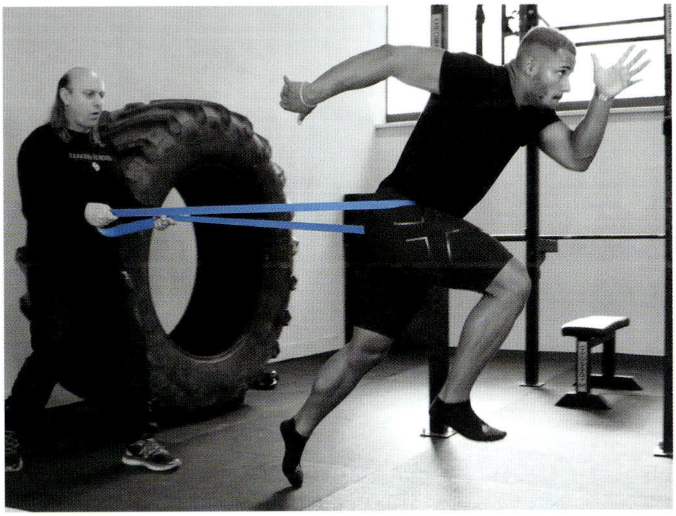

▶ **Abb. 2.37** Partner-Sprint – Endstellung.

2.3.19 Agility-Sprints mit Ankerpunkt (Fixed Agility Sprints)

Zielmuskulatur

- Vierköpfiger Oberschenkelmuskel
  M. quadriceps femoris
- Beinbizeps
  M. biceps femoris
- Großer Gesäßmuskel
  M. gluteus maximus
- Adduktorengruppe
  Mm. adductores

Hilfsmuskulatur

- Dreiköpfiger Wadenmuskel
  M. triceps surae
- Hüftbeuger
  M. iliopsoas
- Halbsehnenmuskel
  M. semitendinosus
- Plattsehnenmuskel
  M. semimembranosus
- Schenkelbindenspanner
  M. tensor fasciae latae
- Vorderer Schienbeinmuskel
  M. tibialis anterior
- Gerade Bauchmuskulatur
  M. rectus abdominis
- Vorderer Sägemuskel
  M. serratus anterior
- Deltamuskel
  M. deltoideus

Einsatzbereiche

- **Explosivkrafttraining** Verbesserung der Explosivkraft als Teil der Schnellkraft
- Schnellkrafttraining für Sprintdisziplinen

Befestigung der Loops

Variante I

- Mit weitem Vorlehnen bei der Übung einen Superloop mittels Schlaufenführung oder mit einem Haken an einem Ankerpunkt befestigen und um die Hüfte legen.

Variante II

- Mit aufrechterer Haltung bei der Übung Superloop mittels Schlaufenführung oder mit einem Haken an einem Ankerpunkt befestigen und diagonal über die Schultern legen.
- Alternativ für eine gleichmäßigere Druckverteilung zwei Superloops verwenden.
- Varianten I und II haben die gleiche Effektivität und Wirkungsrichtung, können also nach individueller Vorliebe gewählt werden.

Ausgangsstellung

- Nahe am Ankerpunkt eine Schrittleiter hinlegen oder einen Slalomlauf aufbauen.
- Das Ende der Leiter bzw. des Slalomlaufs sollte nicht weiter entfernt sein, als mit maximal gespanntem Superloop erreichbar.
- Den Sprint aus der knienden Tiefstartstellung heraus starten, oder aus der vorgelehnten Abdruckphase.

Und so geht's

- Am Anfang der Schrittleiter bzw. des Slalomlaufs die Startposition einnehmen.
- Ziel ist es, die Distanz so schnell und explosiv wie möglich zu absolvieren.
- Nach Erreichen des Endes die Distanz analog rückwärts zurück zum Startpunkt absolvieren.

Hinweise

Wichtig!

Schnell und explosiv

Die Sprints und Richtungswechsel maximal schnell und explosiv durchführen.

Tipp

Pausen machen

Zwischen den Sprints jeweils eine Pause machen – empfehlenswert sind mind. 5 Minuten.

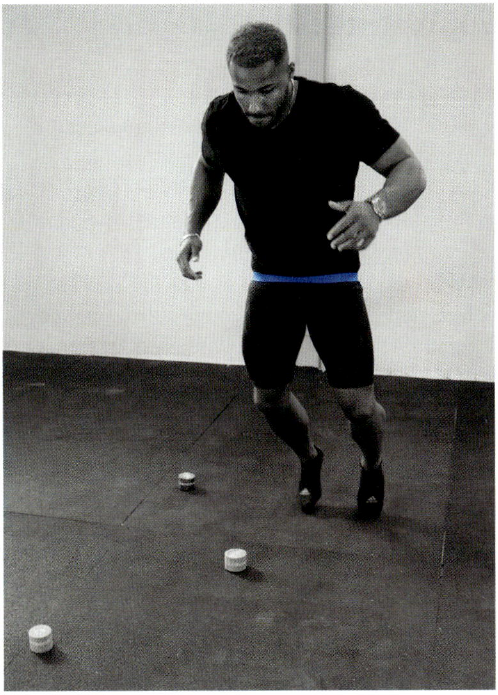

▸ **Abb. 2.38** Agility-Sprints mit Ankerpunkt – Ausgangsstellung.

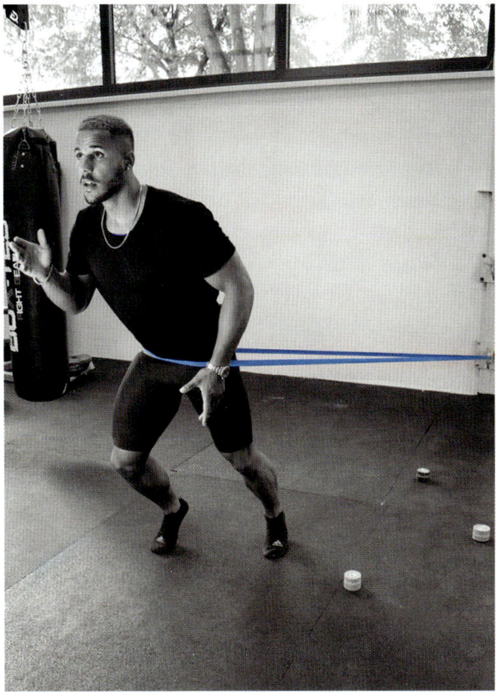

▸ **Abb. 2.39** Agility-Sprints mit Ankerpunkt – Endstellung.

2.3.20 Standweitsprung mit Ankerpunkt (Fixed Standing Long Jump)

Zielmuskulatur

- Vierköpfiger Oberschenkelmuskel
  M. quadriceps femoris
- Beinbizeps
  M. biceps femoris
- Großer Gesäßmuskel
  M. gluteus maximus

Hilfsmuskulatur

- Dreiköpfiger Wadenmuskel
  M. triceps surae
- Hüftbeuger
  M. iliopsoas
- Halbsehnenmuskel
  M. semitendinosus
- Plattsehnenmuskel
  M. semimembranosus
- Schenkelbindenspanner
  M. tensor fasciae latae
- Vorderer Schienbeinmuskel
  M. tibialis anterior
- Gerade Bauchmuskulatur
  M. rectus abdominis
- Vorderer Sägemuskel
  M. serratus anterior
- Deltamuskel
  M. deltoideus

Einsatzbereiche

- Schnellkrafttraining für Sprungdisziplinen
- Verbesserung der Explosivkraft

Befestigung der Loops

Variante I. Mit weitem Vorlehnen bei der Übung

- Einen Superloop mittels Schlaufenführung oder mit einem Haken bodennah an einem Ankerpunkt befestigen und um die Hüfte legen.

Variante II. Mit aufrechterer Haltung bei der Übung

- Superloop mittels Schlaufenführung oder mit einem Haken bodennah an einem Ankerpunkt befestigen und diagonal über die Schultern legen.
- Alternativ für eine gleichmäßigere Druckverteilung zwei Superloops verwenden.
- Varianten I und II haben die gleiche Effektivität und Wirkungsrichtung, können also nach individueller Vorliebe gewählt werden.

Ausgangsstellung

- Sich so weit vom Ankerpunkt entfernt aufstellen, dass der Superloop bereits auf Spannung ist.

Und so geht's

- Vor jedem Sprung in die Hocke gehen und aus der Hocke heraus explosiv nach vorne springen.
- Die Arme zur Unterstützung mit einbeziehen.
- So viele Sprünge in einer Serie vollziehen, wie sich in maximaler Bewegungsgeschwindigkeit durchführen lassen.
- Den Rumpf durch Kontraktion des Bauchs und des unteren Rückens stabil halten.

Hinweise

Typischer Fehler

Zu viele Sprünge

In einer Serie nicht zu viele Sprünge ausführen, sonst verringert sich die Bewegungsgeschwindigkeit

Wichtig!

Schnell und explosiv

Die Sprünge maximal explosiv und schnellkräftig ausführen

Loop auf Spannung

Der Superloop muss in der Startposition auf Spannung sein.

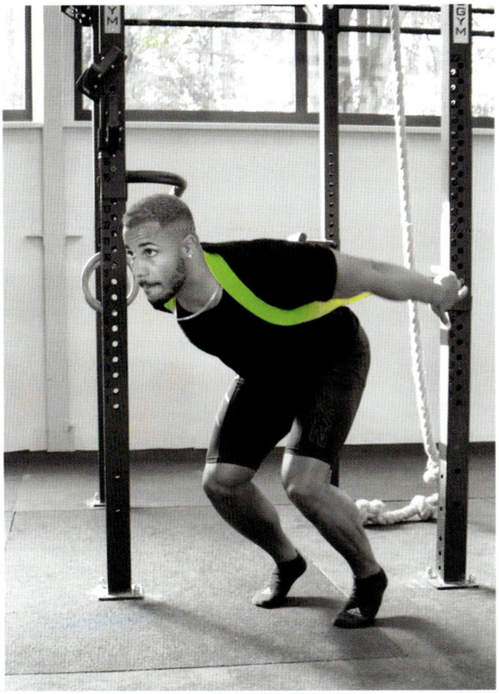

► **Abb. 2.40** Standweitsprung mit Ankerpunkt – Ausgangsstellung.

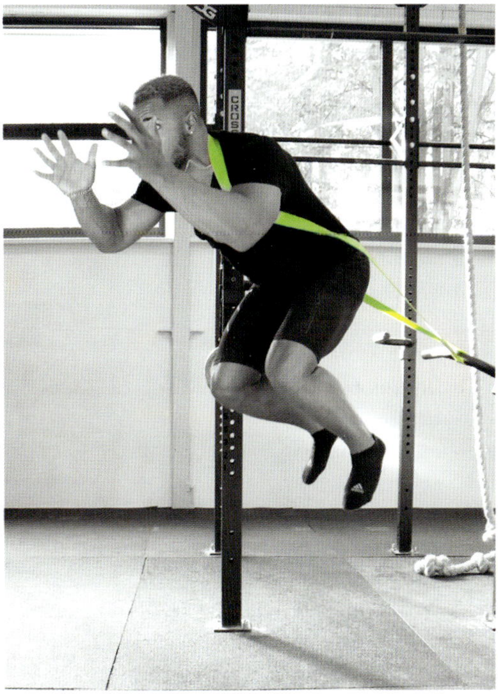

► **Abb. 2.41** Standweitsprung mit Ankerpunkt – Endstellung.

2.3.21 Standhochsprung mit Partnern (Partner High Jump)

Zielmuskulatur

- Vierköpfiger Oberschenkelmuskel
  M. quadriceps femoris
- Beinbizeps
  M. biceps femoris
- Großer Gesäßmuskel
  M. gluteus maximus

Hilfsmuskulatur

- Dreiköpfiger Wadenmuskel
  M. triceps surae
- Halbsehnenmuskel
  M. semitendinosus
- Plattsehnenmuskel
  M. semimembranosus
- Schenkelbindenspanner
  M. tensor fasciae latae
- Gerade Bauchmuskulatur
  M. rectus abdominis
- Vorderer Sägemuskel
  M. serratus anterior
- Deltamuskel
  M. deltoideus

Einsatzbereiche

- Schnellkrafttraining für Sprungdisziplinen
- Verbesserung der Explosivkraft

Befestigung der Loops

- Jeweils einen Superloop rechts und links diagonal schultern.
- Die rechts und links stehenden Partner fixieren die Superloops mit dem Fuß am Boden.

Ausgangsstellung

- Mittig zwischen den beiden Partnern einen hüftbreiten Stand einnehmen.
- Die Partner stehen so weit entfernt, dass die Superloops in der gewünschten Spannung sind.

Und so geht's

- Aus dem hüftbreiten Stand heraus in die Hocke gehen und unter Einsatz des Armschwungs möglichst explosiv in die Höhe springen.
- Nach dem Sprung erneut den festen Stand einnehmen und einen weiteren Sprung einleiten.
- Circa 5 bis 10 Sprünge am Stück absolvieren. Die Explosivität der Sprünge sollte hierbei nicht abfallen, sonst lieber weniger Sprünge machen.

Hinweise

Typische Fehler

Keine Pausen!

Die „Pause“ zwischen den Sprüngen innerhalb einer Serie besteht lediglich darin, die Ausgangsposition einzunehmen und keine zusätzlichen Pausen in die Serie integrieren.

Nicht aus der Landung des vorherigen Sprungs herausspringen!

Die Sprünge sollten jedoch auch nicht direkt aus der Landung des vorherigen Sprungs entstehen und dessen Dehnungsverkürzungszyklus nutzen.

Wichtig!

Superloops auf Spannung

Die Superloops müssen im Vorfeld auf Spannung sein, um bereits im Startpunkt einen zusätzlichen Widerstand zu liefern.

Explosiv springen

Jeder Sprung muss explosiv ausfallen.

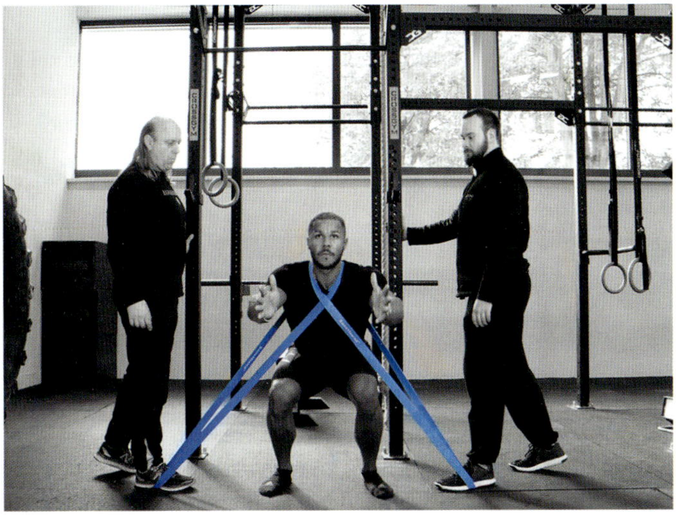

▶ **Abb. 2.42** Standhochsprung mit Partnern – Ausgangsstellung.

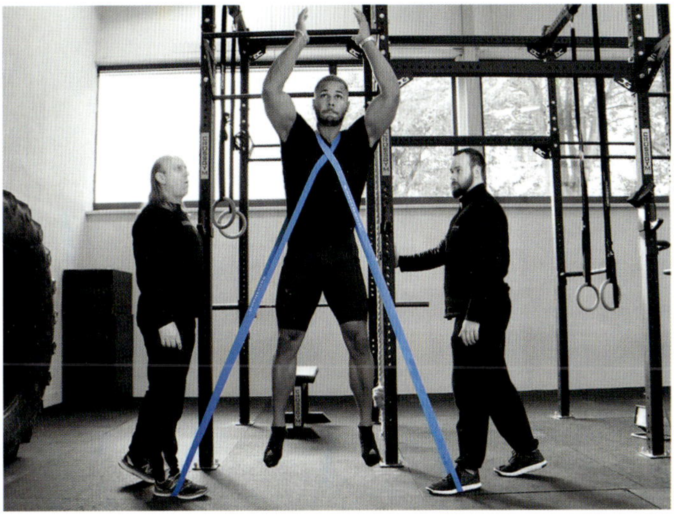

▶ **Abb. 2.43** Standhochsprung mit Partnern – Endstellung.

2.4 Rücken

2.4.1 Kreuzheben (Deadlifts)

Zielmuskulatur

- Rückenstrecker
  M. erector spinae
- Vierköpfiger Oberschenkelmuskel
  M. quadriceps femoris
- Großer Gesäßmuskel
  M. gluteus maximus

Hilfsmuskulatur

- Kapuzenmuskel
  M. trapezius
- Großer Rückenmuskel
  M. latissimus dorsi
- Dreiköpfiger Wadenmuskel
  M. triceps surae
- Langer Kopf des Bizeps
  M. biceps brachii (caput longum)
- Beinbizeps
  M. biceps femoris
- Halbsehnenmuskel
  M. semitendinosus
- Plattsehnenmuskel
  M. semimembranosus

Einsatzbereiche

- Maximalkrafttraining
- Schnellkrafttraining der hinteren Muskelkette
- Koordinationstraining
- Hypertrophietraining Assistance-Training komplexer Bewegungsabläufe (Gewichtheben)
- Sportartspezifisches Training z. B. im Ringen

Befestigung der Loops

Variante I. Für den erschwerten Lockout im oberen Bereich der Wiederholung

- Die Superloops oder Loops um die Scheibenaufnahme (den inneren Bereich) der Langhantel legen und mit Zusatzgewichten am Boden fixieren, oder mittels Schlaufenführung an einem bodennahen Abschnitt des Kniebeugeständers oder Powerracks fixieren.

Variante II

- Einen Superloop unterhalb einer Plattform oder unter den eigenen Füßen entlang führen.

Ausgangsstellung

- Vor der, auf dem Boden ruhenden Langhantel einen etwa schulterbreiten Stand einnehmen.
- Die Hantel mit dem Wechselgriff (Kreuzgriff) umfassen, die Arme sind etwas mehr als schulterbreit auseinander sodass sich die Füße innerhalb des Bereichs der Hände befinden.
- Die Griffweite so wählen, dass sich Ellenbogen und Knie während der Ausführung nicht behindern.
- In die Hocke gehen und so das Gesäß nach unten führen; den Rücken möglichst gerade halten, die Brust rausstrecken und die Schulterblätter nach hinten unten ziehen; die Arme nicht beugen, den Blick geradeaus richten; die Halswirbelsäule ist in Verlängerung der restlichen Wirbelsäule und nicht überstreckt.

Und so geht's

- Während der gesamten Ausführung die Körperspannung bewahren und den Rücken gerade halten.
- *Aufwärtsbewegung* Beim Aufrichten entsteht die Kraft aus den Beinen und dem unteren Rücken: Beine strecken, gleichzeitig in einer fließenden Bewegung den Oberkörper ebenfalls strecken und die Hüfte nach vorne schieben, dabei ausatmen.
- *Abwärtsbewegung* Die Abwärtsbewegung beginnt mit dem Beugen der Beine, der Oberkörper „folgt“ nur der Rücken bleibt gerade: die Hüfte ein Stück nach hinten schieben, sodass sich der Oberkörper nach vorne neigt, dabei einatmen.
- Zwischen den Wiederholungen die Hantel komplett auf dem Boden absetzen.

Hinweise

Typischer Fehler

Falscher Abstand

Die Hantel nicht *vor* dem Körper heben, sondern so nah *am* Körper, dass die Stange die Schienbeine berührt

Überstreckung

Die Halswirbelsäule nicht überstrecken – in der aufrechten Position die Wirbelsäule nicht übermäßig nach hinten in die Extension bringen

Wichtig!

Gerader Rücken

Den Rücken während der gesamten Ausführung gerade halten

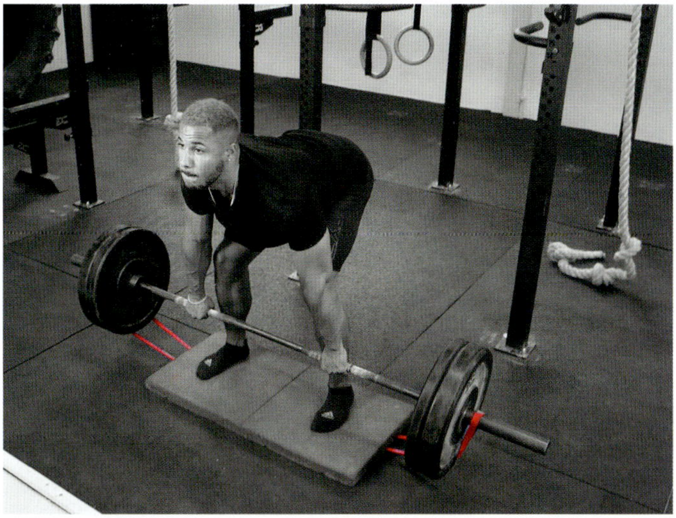

▶ **Abb. 2.44** Kreuzheben – Ausgangsstellung.

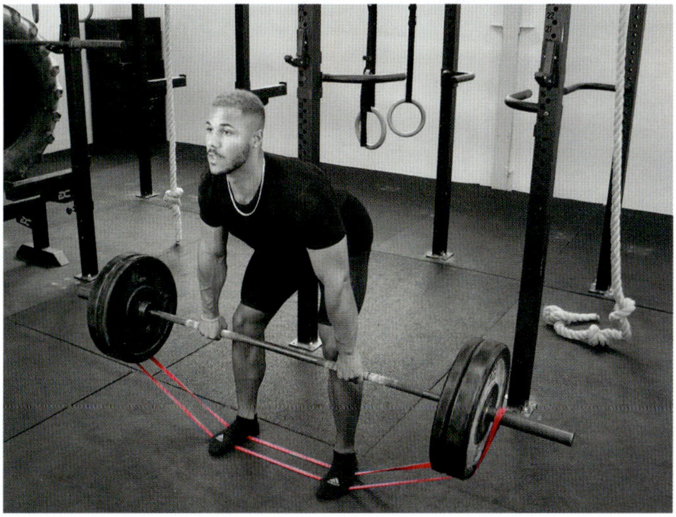

▶ **Abb. 2.45** Beim Aufrichten entsteht die Kraft aus den Beinen.

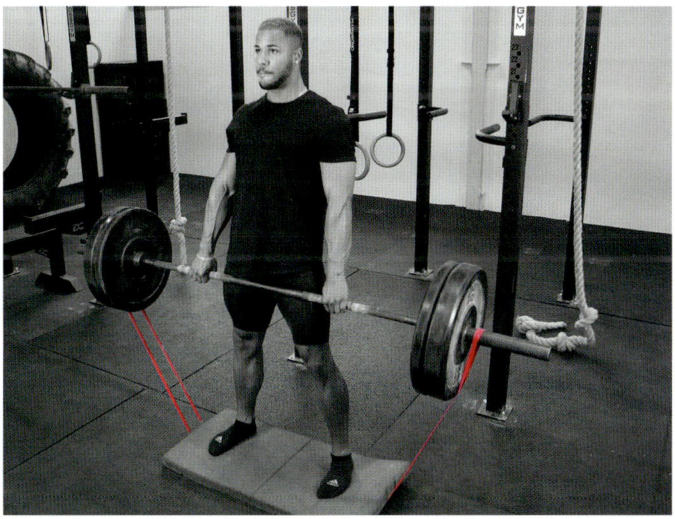

▶ **Abb. 2.46** Kreuzheben – Endstellung.

2.4.2 Klimmzüge (Pull-ups)

Zielmuskulatur

- Breiter Rückenmuskel
  M. latissimus dorsi

Hilfsmuskulatur

- Bizeps
  M. biceps brachii
- Oberarmmuskel
  M. brachialis
- Oberarmspeichenmuskel
  M. brachioradialis
- Kapuzenmuskel, unterer Anteil
  M. trapezius pars ascendes
- Großer Rautenmuskel
  M. rhomboideus major
- Kleiner Rautenmuskel
  M. rhomboideus minor
- Großer Rundmuskel
  M. teres major
- Rückenstrecker
  M. erector spinae

Einsatzbereiche

- Hypertrophietraining
- Allgemeine Kräftigung des Oberkörpers
- Kraftausdauertraining
- Ergänzungstraining

Befestigung der Loops

Für die Unterstützung bzw. Erleichterung der Bewegung

- Den Superloop rechts und links außen an der Klimmzugstange befestigen und sich dann mittig in den Superloop stellen oder knien.

Variante I – Weiter Griff

- Einen deutlich weiteren als schulterbreiten Griff wählen und die Klimmzugstange im Obergriff greifen.

Variante II – Enger Griff

- Einen schulterbreiten oder engeren Griff wählen und die Stange, oder bestenfalls nach vorn schräg zulaufende Klimmzugholme im Untergriff greifen.

Variante III – Neutraler Griff

- Einen schulterbreiten Griff wählen und die parallel verlaufenden Klimmzugholme im neutralen Griff greifen.

Und so geht's Folgende Punkte gelten für alle Griffvarianten:

- Sich mit dem jeweiligen Griff und der entsprechenden Griffweite an die Vorrichtung hängen.
- Die Beine im Knie anwinkeln, oder gerade hängen lassen.
- Den Rücken gerade halten.
- Die Ellenbogen stets leicht beugen.
- Die Aufwärtsbewegung starten: dafür zuerst die Schulterblätter nach unten ziehen, dadurch hebt sich der Körper bereits wenige Zentimeter.
- Im flüssigen Übergang hierzu nun die Ellenbogen zum Körper ziehen, der Rücken bleibt dabei gerade.
- Während der Aufwärtsbewegung ausatmen.
- Die Brust zur Stange/zur Vorrichtung ziehen und versuchen das Schlüsselbein zur Stange/zur Vorrichtung zu bringen.
- Oben angekommen den Körper kontrolliert wieder ablassen, wobei die Ellenbogen hoch bleiben – dabei einatmen.

Hinweise

Typische Fehler

Falscher Schwung

Nicht über die Beine oder den restlichen Körper Schwung holen, um die Höhe zu überwinden

Nicht mit den Armen hochziehen!

Den Klimmzug nicht durch die Arme realisieren, sondern durch die Rückenmuskulatur: auf die Ellenbogen (nicht auf die Hände) konzentrieren und die Schulterblätter nach unten ziehen, bevor die Ellenbogen zum Körper gezogen werden.

Tipp

Weniger Armbelastung

Um die Armmuskulatur weniger zu beanspruchen, den „daumenlosen Griff“ anwenden, d. h. die Daumen umschließen die Stange/Holme nicht.

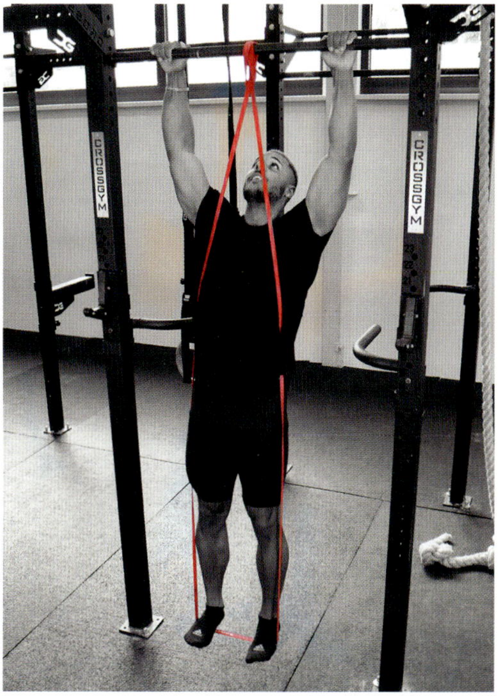

▶ **Abb. 2.47** Klimmzüge – Ausgangsstellung.

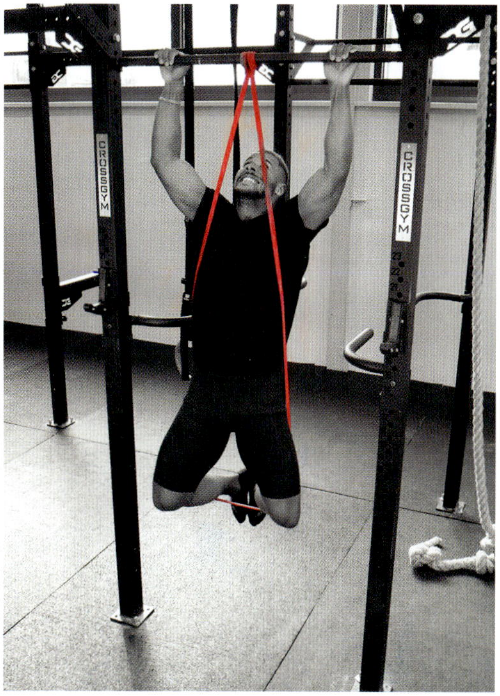

▶ **Abb. 2.48** Klimmzüge Beine anwinkeln.

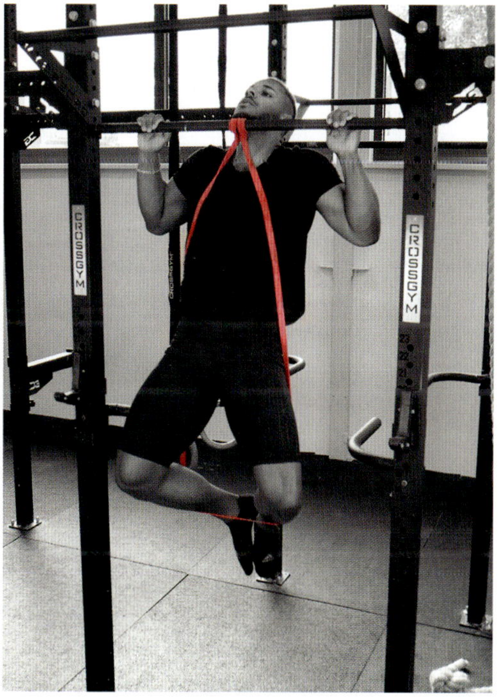

▶ **Abb. 2.49** Klimmzüge – Endstellung.

2.4.3 Latzug (Lat Pull-down)

Zielmuskulatur

- Breiter Rückenmuskel
  M. latissimus dorsi

Hilfsmuskulatur

- Bizeps
  M. biceps brachii
- Oberarmmuskel
  M. brachialis
- Oberarmspeichenmuskel
  M. brachioradialis
- Kapuzenmuskel (unterer Teil)
  M. trapezius (pars ascendes)
- Großer Rautenmuskel
  M. rhomboideus major
- Kleiner Rautenmuskel
  M. rhomboideus minor
- Großer Rundmuskel
  M. teres major
- Rückenstrecker
  M. erector spinae
- Gerade Bauchmuskulatur
  M. rectus abdominis

Einsatzbereiche

- Hypertrophietraining
- Allgemeine Kräftigung des Oberkörpers
- Kraftausdauertraining
- Ergänzungstraining

Befestigung der Loops

- Die Superloops in schulterbreitem Abstand über Kopfhöhe an einer Stange oder einer ruhenden Langhantel befestigen.

Ausgangsstellung

- Sich vor den Befestigungspunkt auf den Boden knien.
- Mit den Händen jeweils einen Superloop greifen, die Arme nach oben strecken, die Ellenbogen leicht beugen.

Wie beim Klimmzug können drei verschiedene Griffvarianten verwendet werden:

Variante I – Weiter Griff

- Einen deutlich weiteren als schulterbreiten Griff wählen und die Klimmzugstange im Obergriff greifen.

Variante II – Enger Griff

- Einen schulterbreiten oder engeren Griff wählen und die Stange, oder bestenfalls nach vorn schräg zulaufende Klimmzugholme im Untergriff greifen.

Variante III – Neutraler Griff

- Einen schulterbreiten Griff wählen und die parallel verlaufenden Klimmzugholme im neutralen Griff greifen.
- Der Oberkörper ist aufrecht, die Bauch- und Rückenstreckermuskulatur hält Rücken und Oberkörper gerade, der Blick zeigt geradeaus, die Brust ist rausgestreckt.

Und so geht's

- Zuerst die Schulterblätter nach unten ziehen.
- Im fließenden Übergang anschließend die Ellenbogen explosiv zur Hüfte ziehen.
- Dabei ausatmen.
- Aus dieser unteren Position die Ellenbogen wieder langsam und kontrolliert hochlassen, dabei einatmen.
- Die Ellenbogen in der oberen Position nicht komplett strecken.

Hinweise

Typische Fehler

Die Arme nicht „schnacken" lassen!

Während der Aufwärtsbewegung kontrolliert gegen den Widerstand arbeiten, die Arme „schnacken" nicht nach oben. Keine ruckartige, unkontrollierte Bewegung aufgrund der Zugkraft des Bandes zulassen

Wichtig!

Gerader Oberkörper

Den Oberkörper stets gerade halten

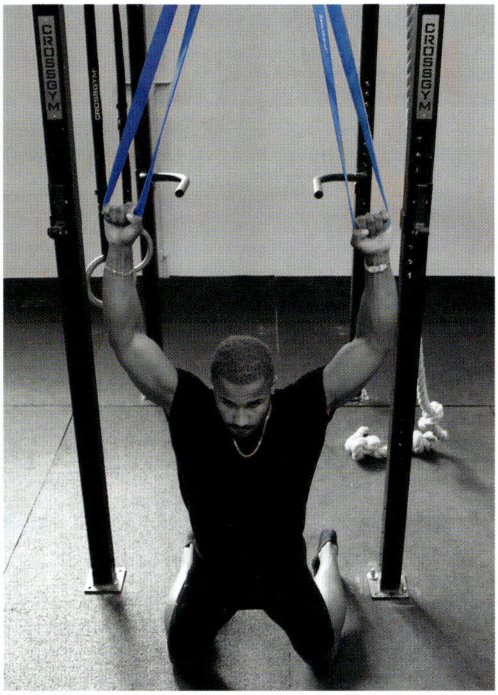

▶ **Abb. 2.50** Latzug – Ausgangstellung.

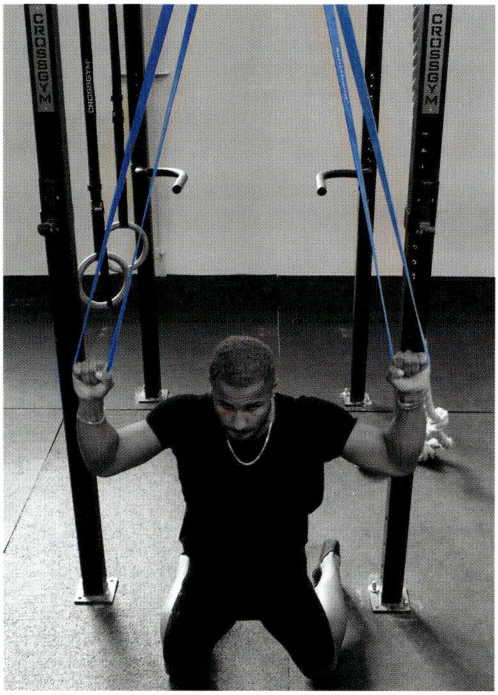

▶ **Abb. 2.51** Latzug – Endstellung.

2.5

Brust, Arme, Schultern, Nacken

2.5.1 Liegestütze (Push-ups)

Zielmuskulatur
- Großer Brustmuskel
  M. pectoralis major

Hilfsmuskulatur
- Trizeps
  M. triceps brachii
- Deltamuskel (vorderer Teil)
  M. deltoideus (pars clavicularis)
- Ellenbogenhöckermuskel
  M. anconaeus
- Vorderer Sägemuskel
  M. serratus anterior

Einsatzbereiche
- Allgemeine Kräftigung
- Schnellkrafttraining (Schlag, Stoß, Wurf)
- Kraftausdauertraining

Befestigung der Loops
- Den Loop in beide Hände nehmen und über den oberen Rücken legen.
- Den Loop in der Position halten und auf dem Boden die Ausgangsstellung einnehmen.
- Der Loop führt nun über den oberen Rücken und über die Außenseite beider Arme zu den Händen.

Ausgangsstellung
- Auf die Knie gehen, die Hände weiter als schulterbreit auf Brusthöhe auf den Boden aufsetzen, die Arme nahezu strecken.
- Die Beine strecken und die Füße auf die Zehenspitzen stellen.
- Kein Hohlkreuz oder einen runden Rücken machen, sondern den Rumpf durch die Bauchmuskulatur und die Rückenstreckermuskulatur stabil halten.
- Kopf, Rumpf und Beine sollten eine gerade Linie bilden.

Und so geht's
- Während der kompletten Ausführung die Spannung halten, sodass die gerade Körperlinie beibehalten wird.
- Den Körper kontrolliert ablassen (nicht „fallen lassen"!) – dabei einatmen.
- Die Ellenbogen zeigen nach außen.
- Ein vollständiger Liegestütz geht so tief, dass die Nase fast den Boden berührt.
- Sich aus dieser Position heraus explosiv nach oben drücken und dabei ausatmen.

Hinweise

Typischer Fehler

Rücken und Gesäß nicht auf einer Linie

Den unteren Rücken nicht durchhängen lassen, auch das Gesäß nicht weiter nach oben schieben. Beides sollte in einer Linie bleiben.

Tipp

Faustgriff statt flacher Hand

Bei Problemen in den Handgelenken lässt sich der Liegestütz anstatt auf der flachen Hand auch auf den Fäusten durchführen. So werden die Finger entlastet.
Es gibt auch spezielle Griffstützen für Liegestütze, die ebenfalls den Faustgriff zulassen.

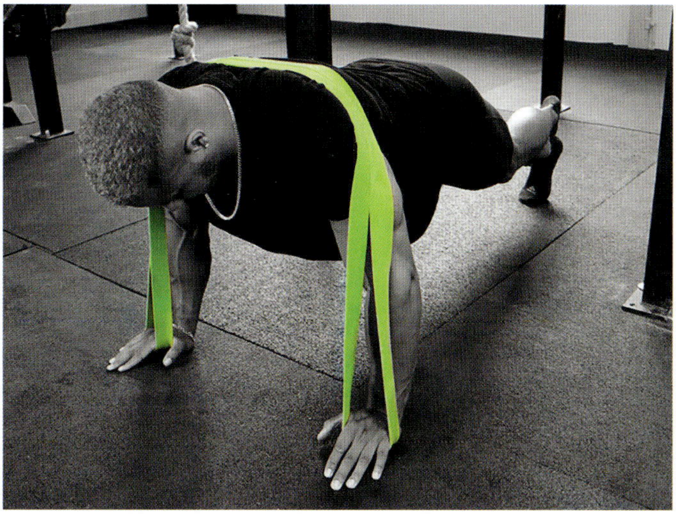

▶ **Abb. 2.52** Liegestütze – Ausgangsstellung.

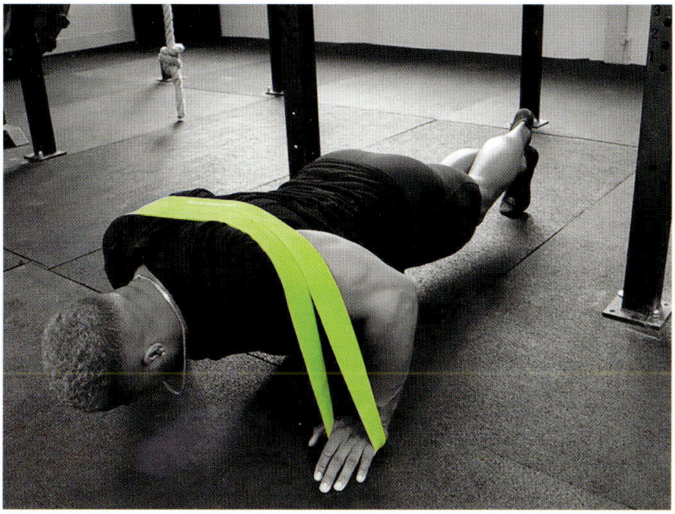

▶ **Abb. 2.53** Liegestütze – Endstellung.

2.5.2 Einseitiger Butterfly (Partial Butterfly)

Zielmuskulatur

- Großer Brustmuskel
  M. pectoralis major

Hilfsmuskulatur

- Deltamuskel
  M. deltoideus
- Vordere Bauchmuskulatur
  M. rectus abdominis
- Äußerer schräger Bauchmuskel
  M. obliquus externus abdominis
- Innerer schräger Bauchmuskel
  M. obliquus internus abdominis
- Quer verlaufender Bauchmuskel
  M. transversus abdominis

Einsatzbereiche

- Allgemeine Kräftigung
- Hypertrophietraining
- Kraftausdauertraining

Befestigung der Loops

- Einen Superloop zwischen Hüft- und Schulterhöhe mittels Schlaufenführung an einem Ankerpunkt befestigen.

Ausgangsstellung

- Einen schulterbreiten, stabilen Stand seitlich zum Anker einnehmen.
- Mit der zum Anker zeigenden Hand den Superloop greifen.
- Der Oberkörper ist aufrecht, der Rücken gerade, die Brust rausgestreckt und der Blick zeigt geradeaus.

Und so geht's

- Die Ellenbogen auf Brusthöhe bringen – sie bleiben stets leicht gebeugt, die Unterarme sind beinahe parallel zum Boden.
- Nun sich darauf konzentrieren, die Ellenbogen zur Mitte des Sternums zu führen – dabei die Arme stets fast gestreckt halten und ausatmen.
- Von dort aus den Arm wieder kontrolliert zurück in die Ausgangsposition bringen – dabei einatmen.

Hinweise

Typischer Fehler

Zu stark gebeugte Ellenbogen

Die Ellenbogen nicht zu sehr beugen, sonst würde die Last von der Brustmuskulatur genommen

Wichtig!

Gerader Oberkörper

Den Oberkörper stets gerade und aufrecht halten.

Ellenbogen hoch!

Die Ellenbogen konstant hoch halten, nicht nach unten „abfallen lassen“

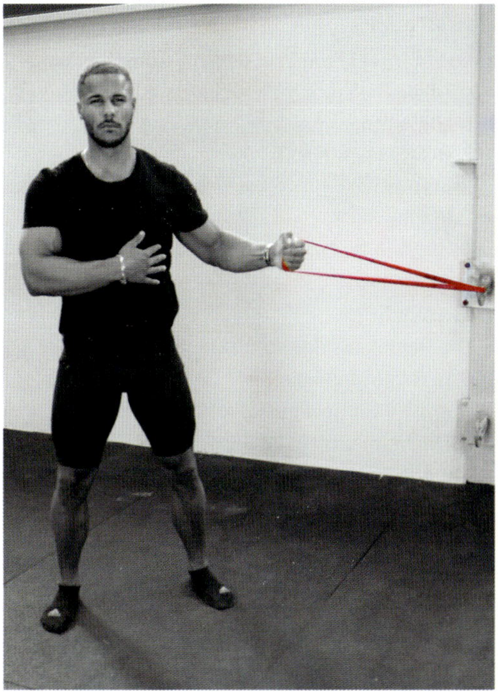

▶ **Abb. 2.54** Einseitiger Butterfly – Ausgangsstellung.

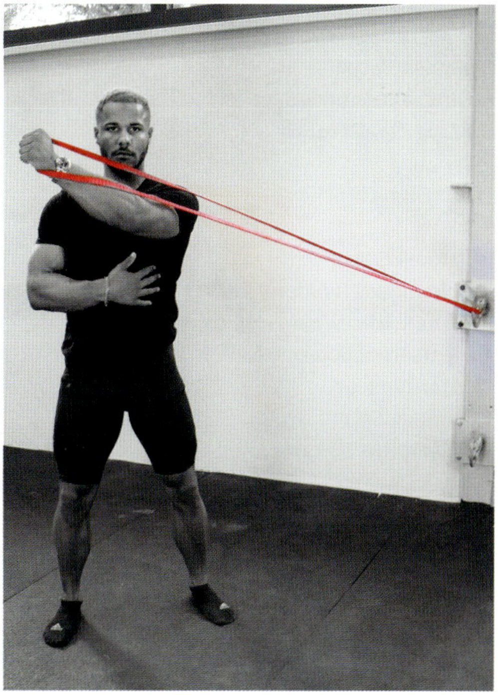

▶ **Abb. 2.55** Einseitiger Butterfly – Endstellung.

2.5.3 Bankdrücken (Bench Press)

Zielmuskulatur
- Großer Brustmuskel
  M. pectoralis major
- Trizeps
  M. triceps brachii

Hilfsmuskulatur
- Deltamuskel (vorderer Teil)
  M. deltoideus (pars clavicularis)
- Ellenbogenhöckermuskel
  M. anconaeus
- Vorderer Sägemuskel
  M. serratus anterior

Einsatzbereiche
- Maximalkrafttraining
- Schnellkrafttraining (Schlag, Stoß, Wurf)
- Koordinationstraining
- Hypertrophietraining
- Kraftausdauertraining

Befestigung der Loops

Variante I Für den erschwerten Lockout im oberen Bereich der Wiederholung
- Die Superloops um die Scheibenaufnahme (den inneren Bereich) der Langhantel legen und mit Zusatzgewichten am Boden fixieren, oder mittels Schlaufenführung an einem bodennahen Abschnitt der Hantelbank oder des Powerracks fixieren; alternativ einen Superloop zusätzlich unter der Liegefläche durchführen.

Variante II Für die koordinative Erschwerung
- Die (Mini-)Loops mit leichten, freischwingenden Zusatzgewichten (2,5 bis 5 kg) versehen und um die Scheibenaufnahme der Langhantel legen.

Ausgangsstellung
- Sich mit dem Rücken auf die Hantelbank legen, sodass die Augen etwa auf der Höhe der Hantel sind.
- Zur Stabilisierung die Füße auf den Boden setzen.
- Die Schulterblätter nach hinten unten ziehen – dies während der kompletten Ausführung beibehalten.
- Die Hantel etwa so weit fassen, dass die Ellenbogen im rechten Winkel sind – die Oberarme sind parallel zum Boden, die Unterarme senkrecht zur Stange.
- Zur Sicherheit die Stange mit dem Daumen umfassen.
- Den unteren Rücken auf Spannung bringen, sodass ein leichtes Hohlkreuz entsteht.

Und so geht's
- Die Hantel aus der Halterung heben und auf Brusthöhe stabilisieren.
- Dann die Hantel kontrolliert ablassen, das Gewicht aber nicht „fallen lassen" – dabei einatmen.
- Die Ellenbogen eher innen als außen führen.
- Das Gewicht darf die Brust auf Höhe des unteren Brustbeins berühren, sollte dort jedoch nicht ruhen oder abfedern.
- Dann die Hantel nach oben drücken, dabei bleiben die Schulterblätter hinten unten fixiert – dabei ausatmen.

Hinweise

Typische Fehler

Wandernde Schultern
Beim Hochstemmen die Schultern nicht nach vorne „wandern" lassen – die Schulterblätter bleiben hinten unten fixiert.

Abgeknickte Handgelenke
Die Handgelenke nicht abknicken, sondern festbleiben; daher die Stange direkt über den Unterarmen platzieren

Abfedern auf der Brust
Die Stange beim Ablassen nicht auf der Brust „abfedern" lassen

Wichtig!

Po auf der Bank
Das Gesäß stets fest auf der Bank lassen

Ellenbogen richtig
Die Ellenbogen nicht in einer Linie mit den Schultern halten, sondern leicht angewinkelt – also näher am Körper; beim Hochstemmen Ellenbogen nicht ganz durchdrücken

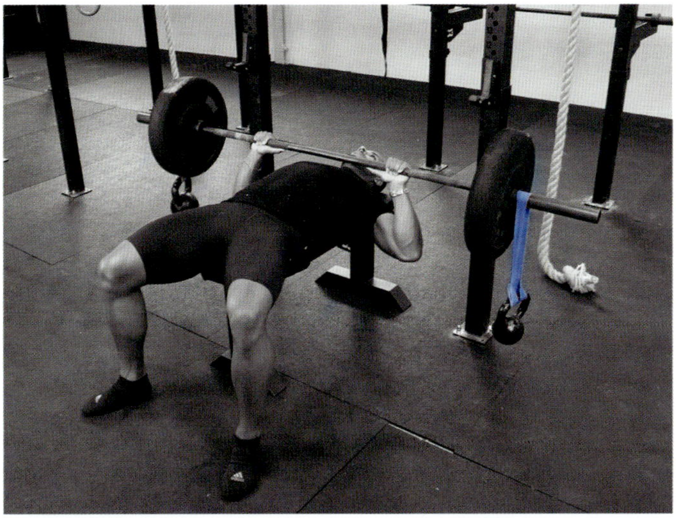

► **Abb. 2.56** Bankdrücken – Ausgangsstellung.

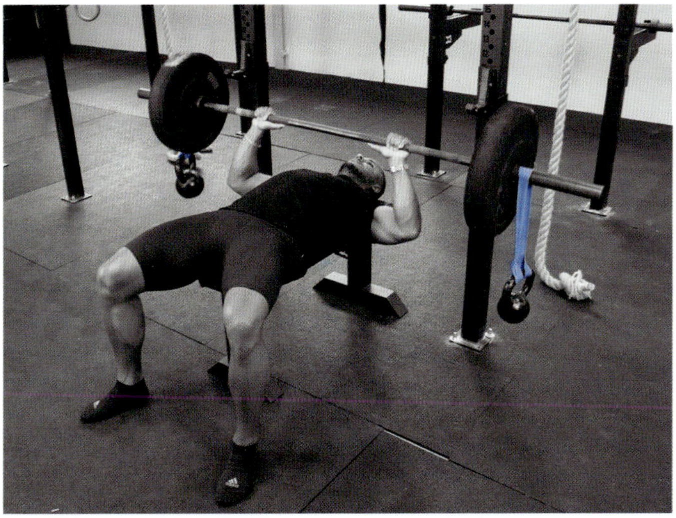

► **Abb. 2.57** Hantel nach oben bewegen.

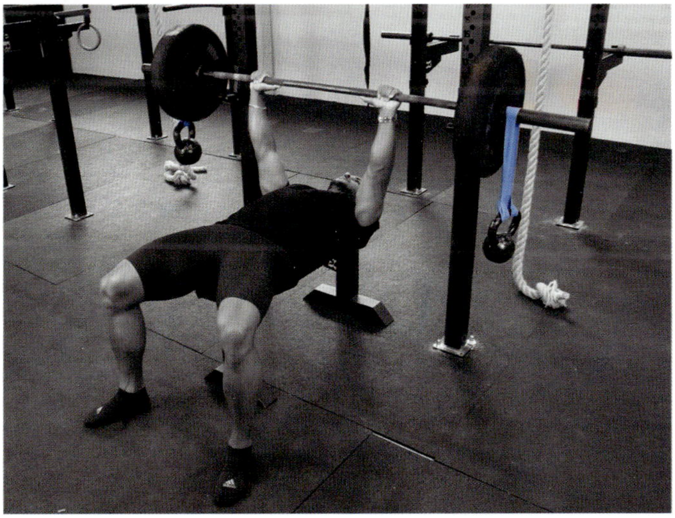

► **Abb. 2.58** Bankdrücken – Endstellung.

2.5.4 Enges Bankdrücken (Close Grip Bench Press)

Zielmuskulatur

- Trizeps
  M. triceps brachii
- Großer Brustmuskel
  M. pectoralis major

Hilfsmuskulatur

- Deltamuskel (vorderer Teil)
  M. deltoideus (pars clavicularis)
- Ellenbogenhöckermuskel
  M. anconaeus
- Langer radialer Handstrecker
  M. extensor carpi radialis longus
- Kurzer radialer Handstrecker
  M. extensor carpi radialis brevis
- Ulnarer Handstrecker
  M. extensor carpi ulnaris
- Gemeinsamer Fingerstrecker
  M. extensor digitorum
- Kleinfingerstrecker
  M. extensor digiti minimi

Einsatzbereiche

- Maximalkrafttraining
- Schnellkrafttraining (Schlag, Stoß, Wurf)
- Koordinationstraining
- Hypertrophietraining
- Kraftausdauertraining

Befestigung der Loops

Variante I Für den erschwerten Lockout im oberen Bereich der Wiederholung

- Die Superloops um die Scheibenaufnahme (den inneren Bereich) der Langhantel legen und mit Zusatzgewichten am Boden fixieren – oder mittels Schlaufenführung an einem bodennahen Abschnitt der Hantelbank oder des Powerracks fixieren; alternativ einen Superloop zusätzlich unter der Liegefläche durchführen.

Variante II Für die koordinative Erschwerung

- Die (Mini-)Loops mit leichten, freischwingenden Zusatzgewichten (2,5 bis 5 kg) versehen und um die Scheibenaufnahme der Langhantel legen.

Ausgangsstellung

- Sich mit dem Rücken auf die Hantelbank legen, sodass die Augen etwa auf der Höhe der Hantel sind.
- Zur Stabilisierung die Füße auf den Boden setzen.
- Die Schulterblätter nach hinten unten ziehen – dies während der kompletten Ausführung beibehalten.
- Die Hantel etwa schulterbreit oder enger fassen, sodass die Ellenbogen eng am Körper geführt werden können – die Handgelenke dürfen jedoch seitlich nicht zu sehr abknicken.
- Zur Sicherheit die Stange mit dem Daumen umfassen.
- Den unteren Rücken auf Spannung bringen, sodass ein leichtes Hohlkreuz entsteht.

Und so geht's

- Die Hantel aus der Halterung heben und auf Brusthöhe stabilisieren.
- Das Gewicht kontrolliert zum unteren Teil des Brustbeins ablassen, aber nicht „fallen lassen" – dabei einatmen.
- Die Ellenbogen eng am Körper führen.
- Das Gewicht darf die Brust auf Höhe des unteren Brustbeins berühren, sollte dort jedoch nicht ruhen oder abfedern.
- Dann die Hantel nach oben drücken – die Schulterblätter bleiben hinten unten fixiert – dabei ausatmen.

▶ Hinewise

Typische Fehler

Wandernde Schultern

Beim Hochstemmen die Schultern nicht nach vorne „wandern" lassen – die Schulterblätter bleiben hinten unten fixiert.

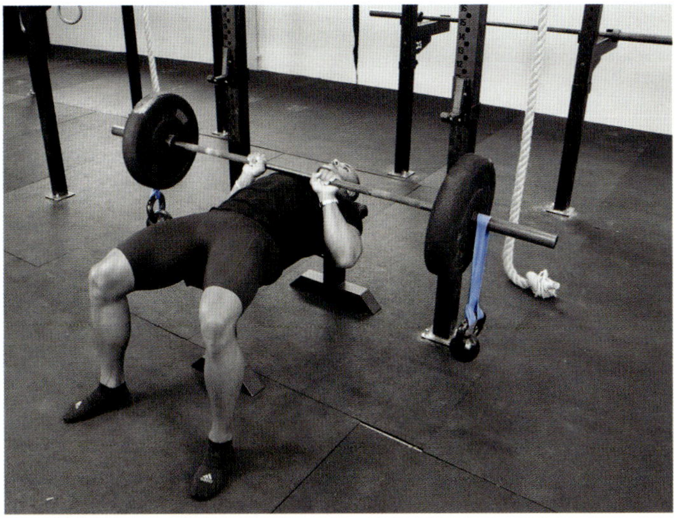

► **Abb. 2.59** Enges Bankdrücken – Ausgangtellung.

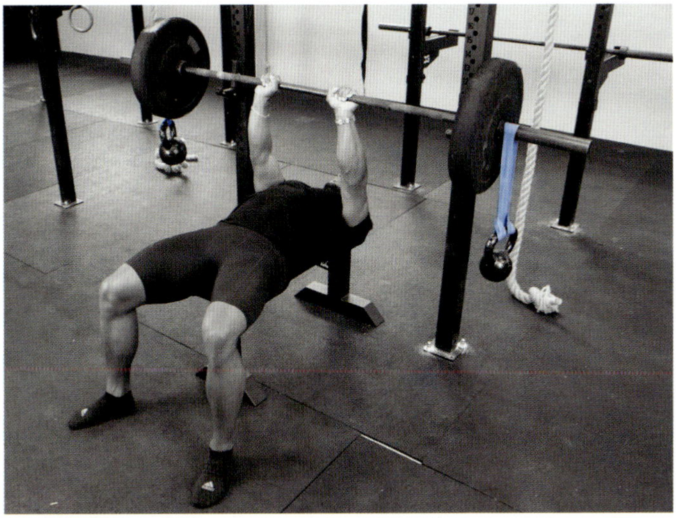

► **Abb. 2.60** Enges Bankdrücken – Endstellung.

Abgeknickte Handgelenke

Die Handgelenke nicht zu sehr abknicken, sondern weitestgehend fest lassen; daher die Stange möglichst direkt über den Unterarmen platzieren

Abfedern auf der Brust

Die Stange beim Ablassen nicht auf der Brust „abfedern" lassen

Wichtig!

Po auf der Bank

Das Gesäß stets fest auf der Bank lassen

Ellenbogen richtig

Beim Hochstemmen die Ellenbogen nicht ganz durchdrücken

2.5.5 Freies Drücken Gegen einen Widerstand (Free Push-Press)

Zielmuskulatur

- Deltamuskel
  M. deltoideus
- Großer Brustmuskel
  M. pectoralis major

Hilfsmuskulatur

- Trizeps
  M. triceps brachii
- Vorderer Sägemuskel
  M. serratus anterior
- Langer radialer Handstrecker
  M. extensor carpi radialis longus
- Kurzer radialer Handstrecker
  M. extensor carpi radialis brevis
- Ulnarer Handstrecker
  M. extensor carpi ulnaris
- Gemeinsamer Fingerstrecker
  M. extensor digitorum
- Kleinfingerstrecker
  M. extensor digiti minimi
- Rückenstrecker
  M. erector spinae
- Gerade Bauchmuskulatur
  M. rectus abdominis
- Hüftbeuger
  M. iliopsoas

Einsatzbereiche

- Schnellkrafttraining (Schlag, Stoß, Wurf)
- Allgemeine Kräftigung
- Kraftausdauertraining

Befestigung der Loops

- Beide Hände in einen Superloop legen und mit einem Bein hineinstellen.

Ausgangsstellung

- Das im Superloop stehende Bein vorne platzieren, das andere Bein einen Schritt zurückstellen.
- Die Hände, die den Superloop halten, hängen locker vor dem Körper.
- Die Brust rausstrecken, den Rumpf stabil halten, den Blick geradeaus richten.

Und so geht's

- Mit dem hinten stehenden Bein einen weiten Schritt nach vorne machen.
- Dabei beide Hände auf Schulterhöhe bringen und die Arme nach vorne strecken, als wolle man einen großen, schweren Gegenstand wegschieben.
- Während der Stoßbewegung ausatmen.
- Analog das Bein und die Arme wieder zurückführen – dabei einatmen.
- Zurück in der Ausgangsstellung nicht pausieren, sondern einen fließenden Bewegungsablauf zwischen den Wiederholungen schaffen.

Hinweise

Wichtig!

Gerade, stabile Haltung

Den Rumpf die ganze Übung hinweg stabil und den Rücken gerade halten.

Tipp

In Wiederholungsblöcken arbeiten!

Blöcke von etwa 5 Wiederholungen mit z. B. dem rechten Bein vorne durchführen – dann die Schrittstellung ändern, sodass das linke Beine vorne steht. Durch den Wechsel wird gewährleistet, dass die Schultermuskulatur stetig arbeitet; es sollte allerdings nicht nach jeder einzelnen Wiederholung gewechselt werden.

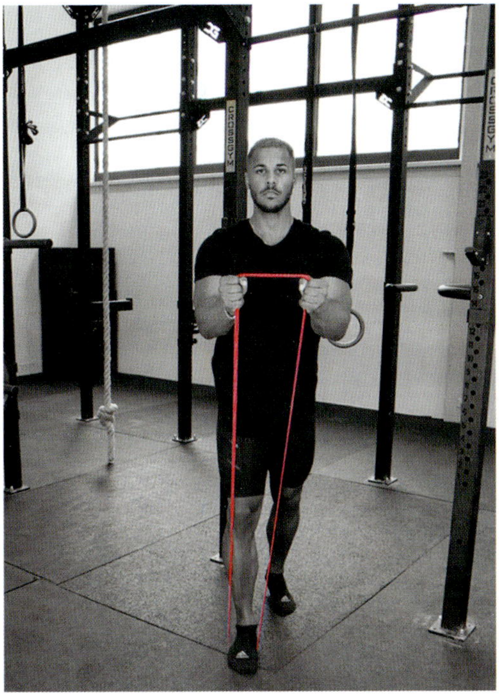

▶ **Abb. 2.61** Freies Drücken Gegen einen Widerstand – Ausgangstellung.

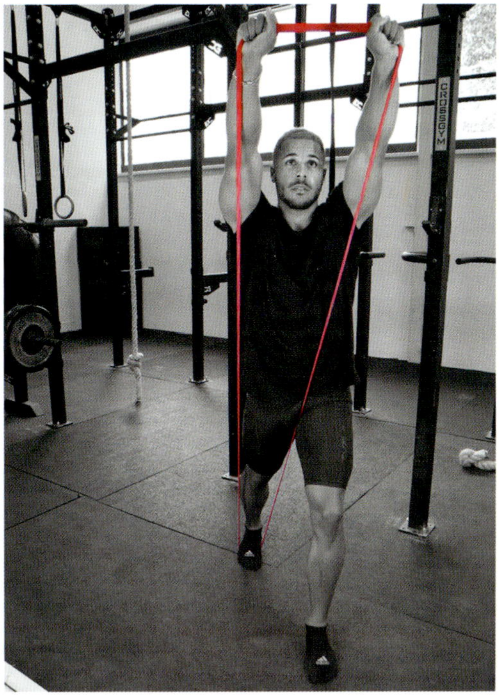

▶ **Abb. 2.62** Freies Drücken Gegen einen Widerstand – Endstellung.

2.5.6 Stehendes Schulterdrücken (Military Press)

Zielmuskulatur

- Deltamuskel
  M. deltoideus

Hilfsmuskulatur

- Trizeps
  M. triceps brachii
- Kapuzenmuskel
  M. trapezius

Einsatzbereiche

- Hypertrophietraining
- Schnellkrafttraining (Schlag, Stoß, Wurf)
- Kraftausdauertraining
- Koordinationstraining

Befestigung der Loops

Variante I Für den erschwerten Lockout im oberen Bereich der Wiederholung

- Die Superloops um die Scheibenaufnahme (den inneren Bereich) der Langhantel oder um die Stange selbst legen und mit Zusatzgewichten am Boden fixieren, oder mittels Schlaufenführung an einem bodennahen Abschnitt des Powerracks oder des Kniebeugeständers fixieren.

Variante II Für die koordinative Erschwerung

- Die (Mini-)Loops mit leichten, freischwingenden Zusatzgewichten (2,5 bis 5 kg) versehen und um die Scheibenaufnahme der Langhantel legen.

Ausgangsstellung

- Die Hantel liegt auf Schulterhöhe im Rack/Kniebeugeständer.
- Vor dem Herausheben der Stange mit einem Bein einen Schritt nach vorne machen.
- Den Griff so weit wählen, dass die Hände oberhalb der Ellenbogen sind.
- Bauchmuskulatur und Rückenstrecker kontrahieren, Brust rausstrecken und die Schulterblätter nach hinten unten fixieren.

Und so geht's

- Die Stange aus dem Ständer heben und einen Schritt zurück machen; dann einen sicheren, weiten Stand einnehmen (z. B. mit einem Fuß nach vorne).
- Damit der Kopf beim Drücken nicht im Weg ist, den Oberkörper etwas nach hinten lehnen.
- Die Stange am Gesicht vorbei nach oben drücken – dabei ausatmen.
- Hat die Stange den Kopf passiert, den Körper wieder nach vorne unter die Stange schieben.
- Ist die Stange ganz nach oben geführt, die Bewegung analog wieder zurück nach unten ausführen – dabei einatmen.

Hinweise

Typische Fehler

Kein Hohlkreuz oder Rundrücken

Den Rücken gerade halten – ein stark ausgeprägtes Hohlkreuz oder auch einen Rundrücken vermeiden

Schwung aus den Beinen

Nicht versuchen, zusätzlichen Schwung aus den Beinen zu holen

Wichtig!

Schultern stabil

Während der Übung die Schultern stabil halten

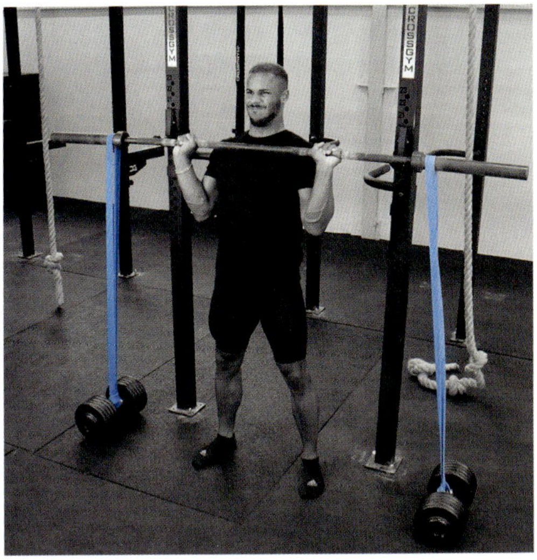

► **Abb. 2.63** Stehendes Schulterdrücken – Ausgangsstellung Loop.

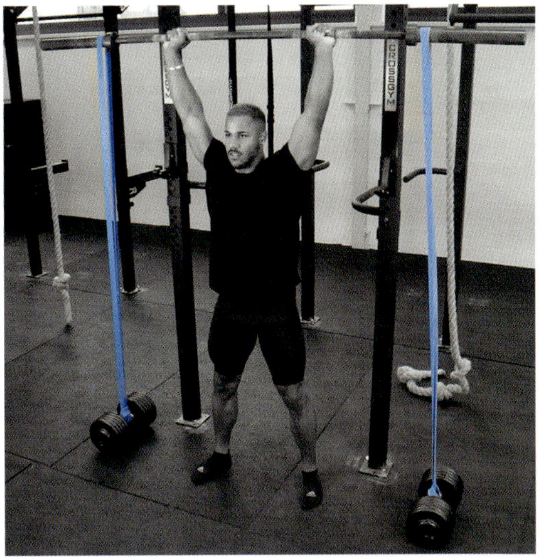

► **Abb. 2.64** Stehendes Schulterdrücken – Endstellung Loop.

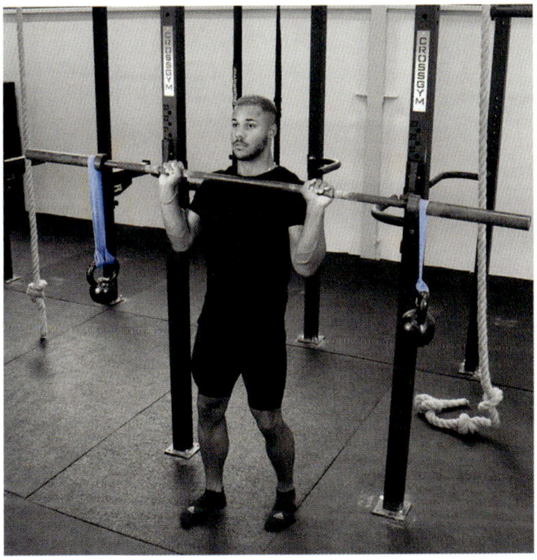

► **Abb. 2.65** Stehendes Schulterdrücken – Ausgangsstellung Mini-Loop.

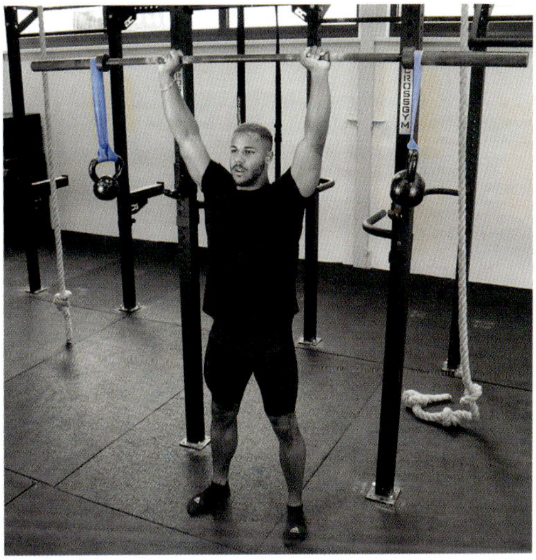

► **Abb. 2.66** Stehendes Schulterdrücken – Endstellung Mini-Loop.

2.5.7 Schulter-Protraktion (Shoulder Protraction)

Zielmuskulatur

- Vorderer Sägemuskel
  M. serratus anterior

Hilfsmuskulatur

- Großer Brustmuskel
  M. pectoralis major
- Kleiner Brustmuskel
  M. pectoralis minor
- Schulterblattheber
  M. levator scapulae

Einsatzbereiche

- Präventionstraining
- Ausgleich muskulärer Defizite
- Ergänzungstraining für Schlag- und Stoßdisziplinen

Befestigung der Loops

- Einen Superloop auf Brusthöhe an einem Ankerpunkt fixieren und um die zu trainierende Schulter legen.

Ausgangsstellung

- Den Rücken zum Befestigungspunkt richten.
- Den Oberkörper gerade halten und leicht nach vorne neigen, den Blick geradeaus richten.
- Den Arm der zu trainierenden Seite nach vorne ausstrecken.
- Die Schulter ist in der Ausgangsposition nach hinten gezogen.

Und so geht's

- Einzige Bewegung ist das Nach-vorne-Schieben der Schulter – die Protraktion.
- Im vorderen Punkt die Kontraktion einen Moment halten – und wieder kontrolliert zurückführen.

Hinweise

Typische Fehler

Keine Rotation des Körpers

Die Vorwärtsbewegung der Schulter nicht durch eine Rotation des Körpers herbeiführen, sondern lediglich durch die Protraktion der Schulter

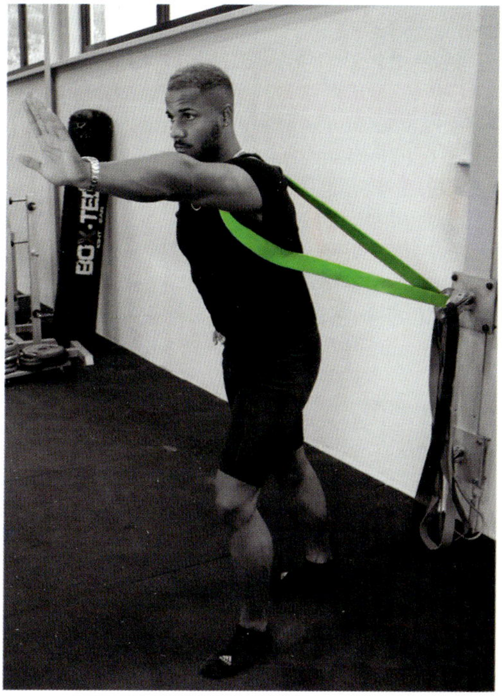

▶ **Abb. 2.67** Schulter-Protraktion – Ausgangsstellung.

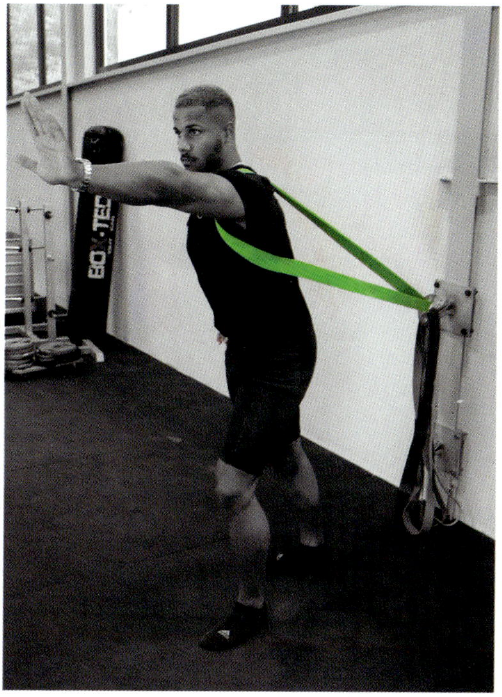

▶ **Abb. 2.68** Schulter-Protraktion – Endstellung.

2.5.8 Einseitiges Seitheben (Partial Side Lateral Raises)

Zielmuskulatur

- Deltamuskel (seitlicher Teil)
  M. deltoideus (Pars acromialis)

Hilfsmuskulatur

- Deltamuskel (vorderer & hinterer Teil)
  M. deltoideus (Pars clavicularis und Pars spinalis)
- Kapuzenmuskel
  M. trapezius

Einsatzbereiche

- Hypertrophietraining
- Kraftausdauertraining
- Allgemeine Kräftigung

Befestigung der Loops

- Den Fuß der zu trainierenden Seite in einen Superloop stellen.

Ausgangsstellung

- Mit der Hand der zu trainierenden Seite den Superloop greifen.
- Einen aufrechten Stand einnehmen, den Rücken gerade halten, die Brust rausstrecken, die Schulterblätter nach hinten unten ziehen.
- Die Knie leicht beugen.
- Die Schulter während der gesamten Bewegung unten halten und nicht zusammen mit der Elevation des Arms hochziehen, damit der Kapuzenmuskel nicht die Oberhand gewinnt.

Und so geht's

- Den Arm mit minimaler Beugung im Ellenbogen seitlich nach oben führen – dabei ausatmen.
- Sich darauf konzentrieren, dass die Ellenbogen auf Schulterhöhe kommen.
- Im oberen Punkt die Kontraktion für einen kurzen Moment halten.
- Die Hände wieder kontrolliert ablassen, die Ellenbogen jedoch nicht ganz an den Körper heranführen, sodass der Superloop stets leicht auf Spannung bleibt – dabei einatmen.

Hinweise

Wichtig!

Gerader Rücken

Den Rücken gerade und aufrecht halten

Schultern runter!

Die Schultern bleiben nach unten gezogen, die Schulterblätter bleiben hinten unten fixiert.

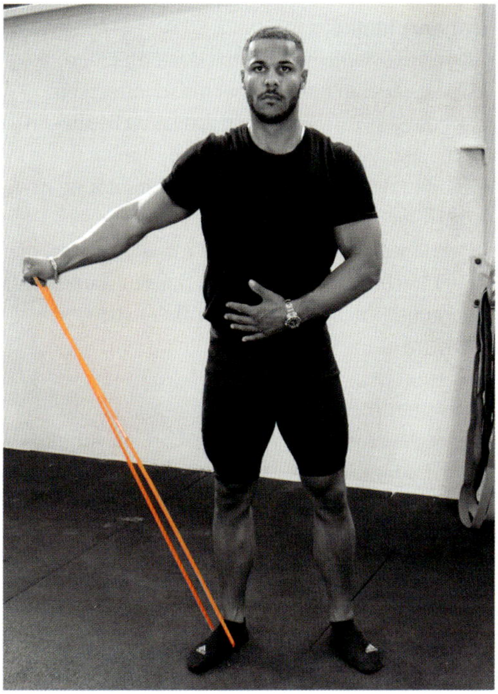

► **Abb. 2.69** Einseitiges Seitheben – Ausgangsstellung.

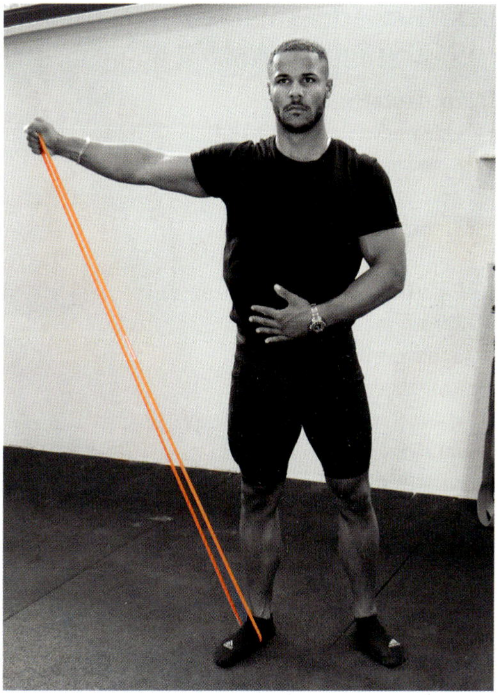

► **Abb. 2.70** Einseitiges Seitheben – Endstellung.

2.5.9 Aufrechtes Rudern (Upright Row)

Zielmuskulatur
- Deltamuskel
  M. deltoideus
- Kapuzenmuskel
  M. trapezius

Hilfsmuskulatur
- Bizeps
  M. biceps brachii
- Armbeuger
  M. brachialis

Einsatzbereiche
- Hypertrophietraining
- Kraftausdauertraining
- Allgemeine Kräftigung

Befestigung der Loops
- Einen Superloop bodennah an einem Ankerpunkt fixieren.

Ausgangsstellung
- Den Superloop mit beiden Händen greifen: im Obergriff, und etwas enger als schulterbreit.
- Schulterbreit stehen und zwar so weit vom Ankerpunkt entfernt, dass der Superloop bei hängenden Armen bereits leicht auf Spannung ist.
- Die Knie leicht beugen.
- Den Oberkörper gerade und aufrecht halten, die Schulterblätter hinten unten fixieren, den Blick geradeaus richten und die Brust rausstrecken.

Und so geht's
- Aus der unteren Position heraus die Ellenbogen seitlich vom Körper nach oben bis auf Schulterhöhe oder etwas darüber bringen – dabei ausatmen.
- Am oberen Punkt die Kontraktion kurz halten.
- Die Ellenbogen kontrolliert zurück in die Ausgangsstellung ablassen – dabei einatmen.

Hinweise

Wichtig!

Gerader Rücken

Den Rücken stabil und gerade halten

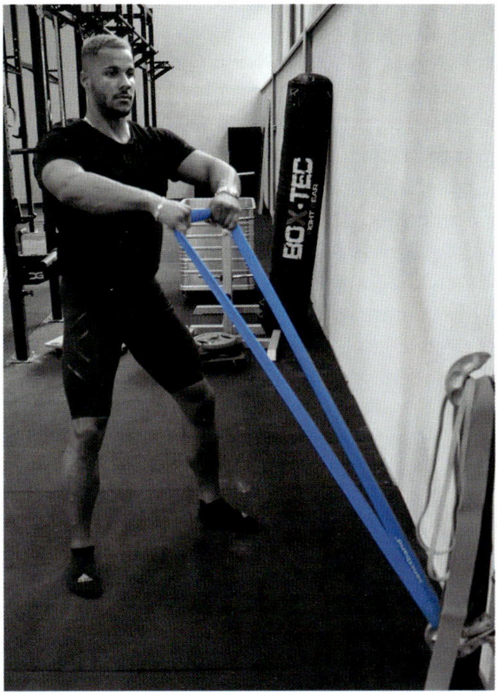

▸ **Abb. 2.71** Aufrechtes Rudern – Ausgangsstellung.

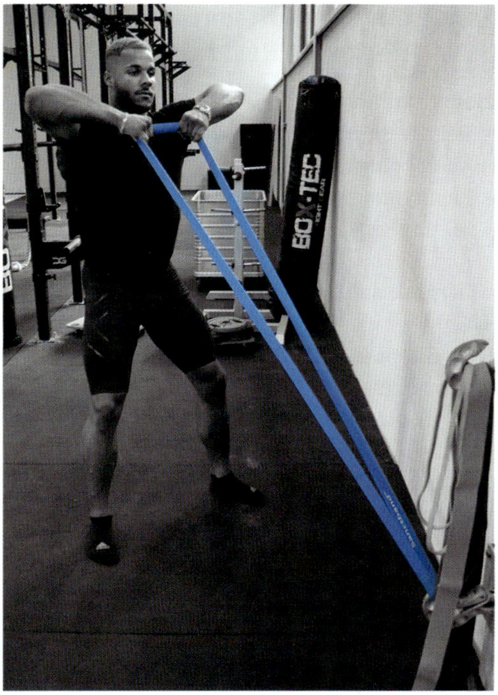

▸ **Abb. 2.72** Aufrechtes Rudern – Endstellung.

2.5.10 Reverse Butterfly (Butterfly Reverse)

Zielmuskulatur

- Deltamuskel (hinterer Teil)
  M. deltoideus (Pars spinalis)
- Kapuzenmuskel
  M. trapezius

Hilfsmuskulatur

- Großer Rautenmuskel
  M. rhomboideus major
- Kleiner Rautenmuskel
  M. rhomboideus minor
- Untergrätenmuskel
  M. infraspinatus
- Deltamuskel
  M. deltoideus

Einsatzbereiche

- Hypertrophietraining
- Kraftausdauertraining
- Allgemeine Kräftigung

Befestigung der Loops

- Einen Superloop etwa auf Brusthöhe an einem Ankerpunkt befestigen.

Ausgangsstellung

- Den Superloop schulterbreit im Obergriff greifen.
- Einen festen Stand einnehmen und zwar so weit vom Befestigungspunkt entfernt, dass der Superloop bereits mit nach vorne gestreckten Armen leicht auf Spannung ist.
- Die Knie leicht beugen.
- Den Rücken gerade und aufrecht halten, die Brust rausstrecken und den Blick geradeaus richten.
- Die Ellenbogen stets leicht beugen.

Und so geht's

- Ellenbogen und Hände etwa auf Schulterhöhe bringen und nach vorne strecken.
- In einer Halbkreisbewegung die Ellenbogen nach hinten führen, dabei den Winkel der Ellenbogen nicht verändern – dabei ausatmen.
- Von dort aus die Ellenbogen wieder kontrolliert nach vorne in die Ausgangsstellung bringen – dabei einatmen.

▶ Hinweise

Typische Fehler

Hände nicht hochziehen!

Die Hände nicht nach oben ziehen – sie bleiben etwa auf einer Höhe mit den Ellenbogen

Wichtig!

Gerader Rücken

Den Rücken gerade halten

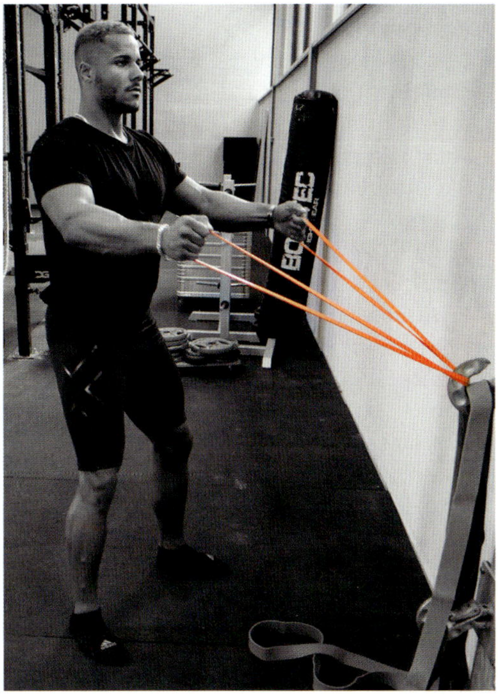

▶ **Abb. 2.73** Reverse Butterfly Ansicht von vorne – Ausgangstellung.

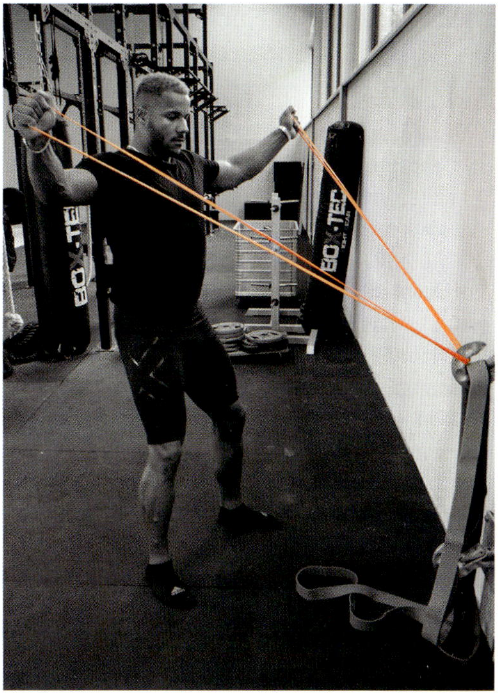

▶ **Abb. 2.74** Reverse Butterfly Ansicht von vorne – Endstellung.

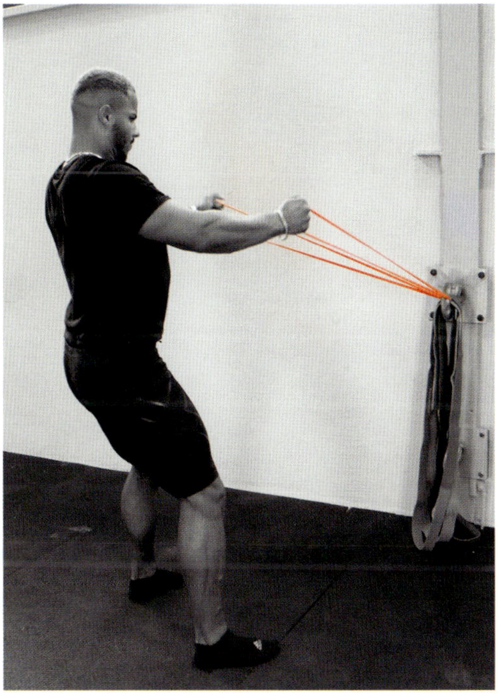

▶ **Abb. 2.75** Reverse Butterfly Ansicht von seitlich-hinten – Ausgangsstellung.

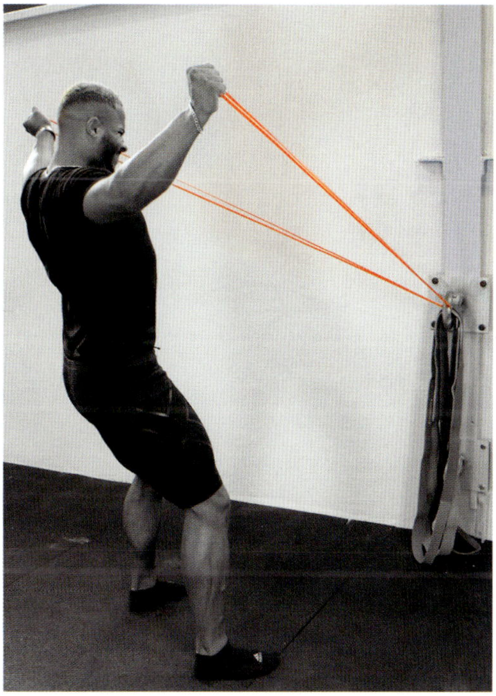

▶ **Abb. 2.76** Reverse Butterfly Ansicht von seitlich-hinten – Endstellung.

2.5.11 Einseitiges Nackenheben (Partial Shrugs)

Zielmuskulatur

- Kapuzenmuskel
  M. trapezius

Hilfsmuskulatur

- Schulterblattheber
  M. levator scapulae

Einsatzbereiche

- Präventionstraining z. B. für Kontaktsportarten
- Allgemeine Kräftigung
- Ergänzungstraining

Befestigung der Loops

- Das Bein der zur trainierenden Seite in einen Superloop stellen-
- Den Superloop über die Schulter der zur trainierenden Seite hängen-
- Alternativ beide Seiten parallel trainieren – mit 2 Superloops, jeweils einer rechts und einer links-

Ausgangsstellung

- Den Körper gerade und aufrecht halten, die Schulterblätter hinten fixieren, den Blick geradeaus richten, die Brust rausstrecken-
- Die Schulter nach unten ziehen (Depression)-
- Die Arme seitlich am Körper nach unten hängen lassen-

Und so geht's

- Die Schulter gegen den Widerstand des Superloops nach oben ziehen (Elevation) – dabei ausatmen-
- Am oberen Punkt die Kontraktion einen Augenblick lang halten-
- Die Schulter wieder kontrolliert ablassen – dabei einatmen-

Hinweise

Typische Fehler

Körper nicht zur Gegenseite krümmen

Nicht den Körper zur anderen Seite hin krümmen.

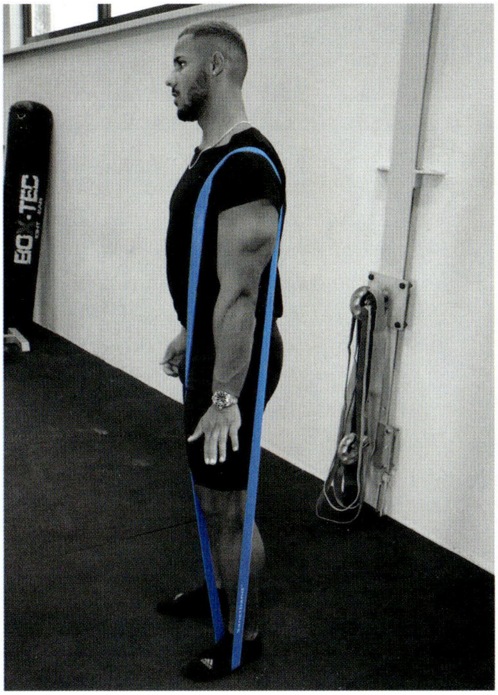

▶ **Abb. 2.77** Einseitiges Nackenheben – Ausgangstellung.

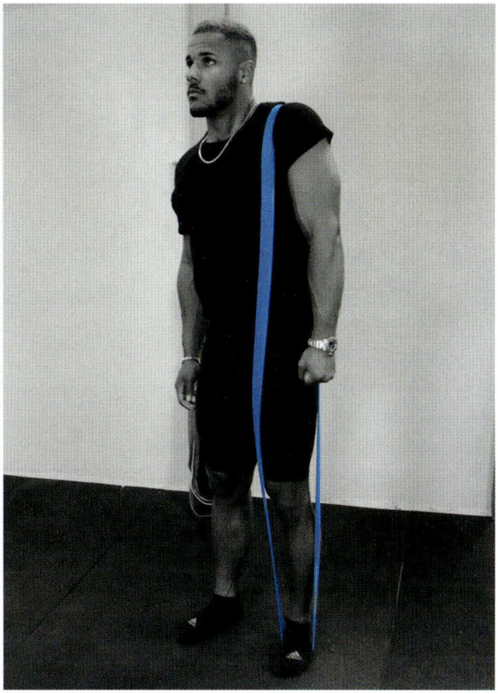

▶ **Abb. 2.78** Einseitiges Nackenheben – Endstelllung.

2.5.12 Dips (Dips)

Zielmuskulatur

- Großer Brustmuskel
  M. pectoralis major
- Trizeps
  M. triceps brachii
- Deltamuskel (vorderer Teil)
  M. deltoideus (pars clavicularis)

Hilfsmuskulatur

- Ellenbogenhöckermuskel
  M. anconaeus
- Langer radialer Handstrecker
  M. extensor carpi radialis longus
- Kurzer radialer Handstrecker
  M. extensor carpi radialis brevis
- Ulnarer Handstrecker
  M. extensor carpi ulnaris
- Gemeinsamer Fingerstrecker
  M. extensor digitorum
- Kleinfingerstrecker
  M. extensor digiti minimi

Einsatzbereiche

- Hypertrophietraining
- Verbesserung der Oberkörperkraft
- Schnellkrafttraining (Schlag, Stoß, Wurf)
- Kraftausdauertraining

Befestigung der Loops

Variante I Für den erschwerten Lockout

- Einen Superloop mit einem Zusatzgewicht am Boden oder am unteren Ende der Dipvorrichtung fixieren.
- Den Superloop um den Hals legen.
- Um Probleme im Bereich der Halswirbelsäule zu vermeiden besser zwei schwächere Superloops verwenden und diese gekreuzt schultern.

Variante II Zur Unterstützung bzw. Erleichterung der Bewegung – bei geringem Kraftniveau oder vielen Wiederholungen

- Je einen Superloop rechts und links mindestens auf Höhe der Dipholme fixieren.
- Sich in die gespannten Superloops stellen oder knien.

Ausgangsstellung

- Falls möglich die Bewegung aus erhöhter Position negativ starten.
- Dipholme im neutralen Griff fassen.
- Die Ellenbogen leicht beugen.
- Ausgangsstellung und Art der Ausführung richten sich nach der gewünschten Zielsetzung:
  - ***Brustlastig*:** Den Oberkörper sowohl in der Ausgangsposition als auch während der Durchführung weit nach vorne lehnen, die Ellbogen wandern von innen nach außen und es erfolgt eine Flexion in der Hüfte – die Oberschenkel sind angewinkelt.
  - ***Trizepslastig*:** Den Oberkörper sowohl in der Ausgangsposition als auch während der Durchführung aufrecht halten, die Ellenbogen bleiben innen und eng am Körper. Es erfolgt keine Flexion in der Hüfte – die Oberschenkel sind nicht angewinkelt.

Und so geht's

- Den Körper kontrolliert absenken, indem die Arme gebeugt werden – dabei einatmen.
- Um die Schulter nicht überzustrapazieren nur so weit absenken, bis die Ellenbogen in einem 90-Grad-Winkel und die Oberarme etwa parallel zum Boden sind.
- Analog wieder nach oben drücken – dabei ausatmen.
- Die Arme in der oberen Position nicht durchdrücken.

Hinweise

Typische Fehler

Ellenbogen falsch

Den Körper nicht zu weit absenken; der Winkel im Ellenbogen sollte nicht kleiner als 90 Grad sein. Und beim Hochkommen die Ellenbogen nicht ganz durchdrücken

Wichtig!

Zielsetzung beachten!

Die Haltung und Führung des Körpers während der Übung muss der jeweiligen Zielsetzung entsprechen – brustlastig oder trizepslastig.

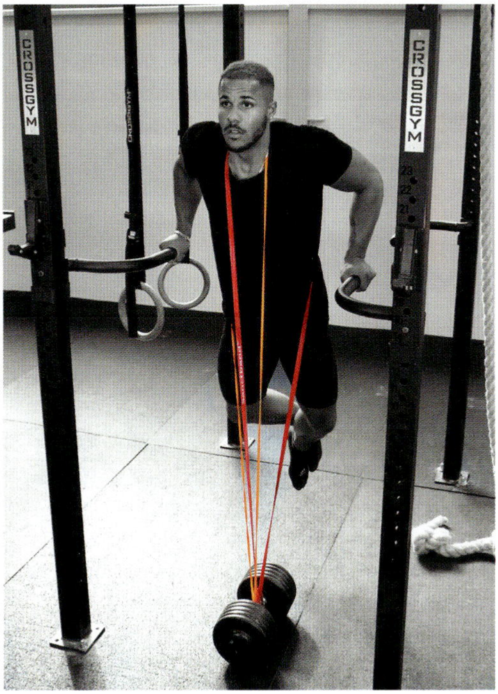

▶ **Abb. 2.79** Dips Loops um die Schultern – Ausgangstellung.

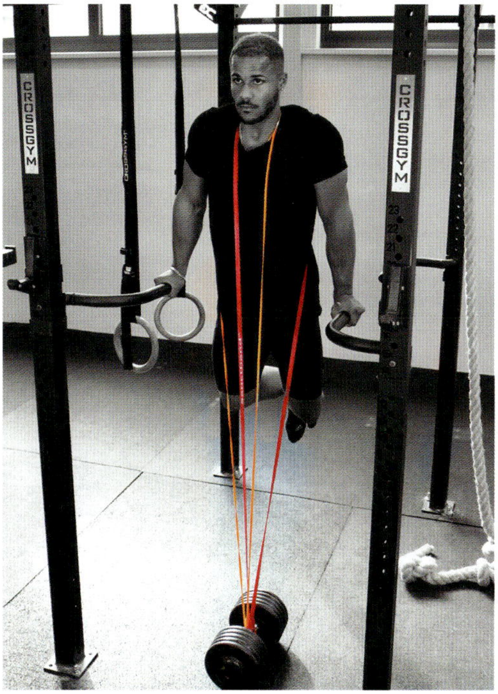

▶ **Abb. 2.80** Dips Loops um die Schultern – Endstellung.

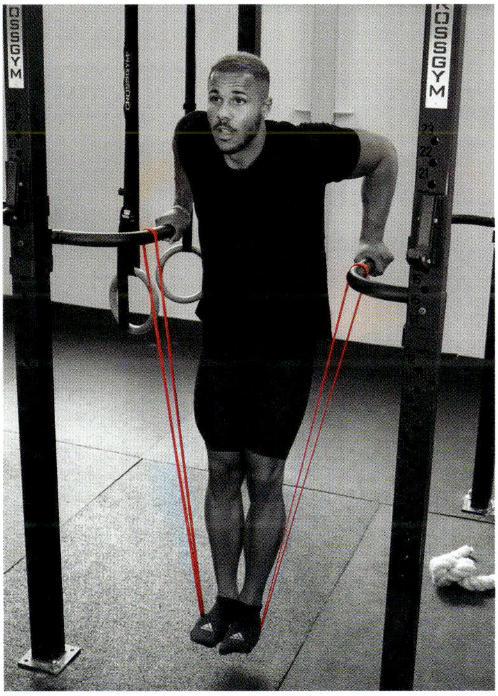

▶ **Abb. 2.81** Dips, Erleichterung der Bewegung – Ausgangsstellung.

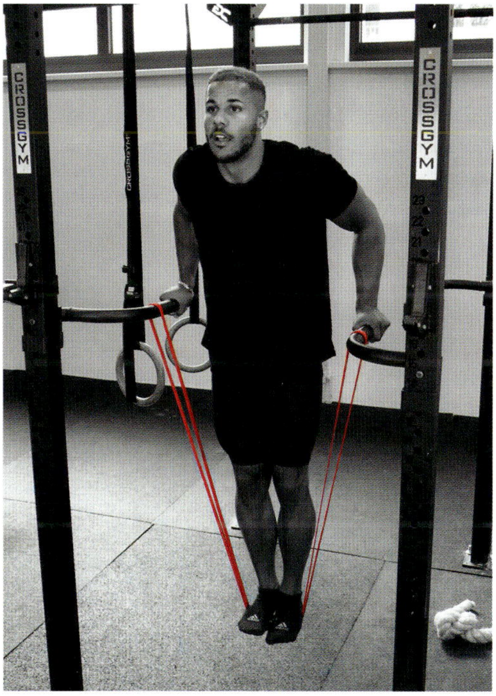

▶ **Abb. 2.82** Dips, Erleichterung der Bewegung – Endstellung.

2.5.13 Trizepsdrücken über Kopf (Overhead Triceps Press)

Zielmuskulatur
- Trizeps
  M. triceps brachii

Hilfsmuskulatur
- Ellenbogenhöckermuskel
  M. anconaeus
- Ulnarer Handstrecker
  M. extensor carpi ulnaris
- Langer radialer Handstrecker
  M. extensor carpi radialis longus
- Kurzer radialer Handstrecker
  M. extensor carpi radialis brevis
- Gemeinsamer Fingerstrecker
  M. extensor digitorum
- Kleinfingerstrecker
  M. extensor digiti minimi

Einsatzbereiche
- Kräftigung des Oberarms
- Hypertrophietraining
- Schnellkrafttrainingdes Oberarmstreckers
- Kraftausdauertraining
- Ergänzungstraining

Befestigung der Loops
- Einen Superloop mittels Schlaufenführung in Bodennähe bis maximal auf Hüfthöhe an einem Ankerpunkt befestigen.

Ausgangsstellung
- Den Superloop mit beiden Händen greifen.
- Nahe des Ankerpunkts die Arme mit dem Loop über den Kopf bringen und die Hände nach hinten strecken.
- Den Körper drehen, sodass der Rücken zum Ankerpunkt zeigt.
- Sich nun so weit vom Anker entfernen, dass der Superloop auf Spannung gerät – und sich in die Spannung hinein vorlehnen.
- Die Bauchmuskulatur ist kontrahiert, sodass der Körper nicht ins starke Hohlkreuz gezogen wird.

Und so geht's
- Während der Ausführung die Oberarme fixiert und die Ellenbogen dauerhaft eng am Kopf halten (nicht nach außen wandern lassen!).
- Aus der Position heraus die Arme strecken, sodass sie über Kopf sind und in einer Linie mit dem vorgelehnten Körper.
- Während der Streckung ausatmen.
- Von dort aus die Hände wieder kontrolliert in die Ausgangsposition zurückführen – dabei einatmen.

Hinweise

Typische Fehler

Hohlkreuz und Rundrücken vermeiden!

Den Rücken gerade halten, damit er nicht in ein starkes Hohlkreuz fällt – ebenso einen Rundrücken vermeiden

Wichtig!

Oberarme fest!

Die Oberarme bleiben fest, die Bewegung erfolgt lediglich aus den Ellenbogen.

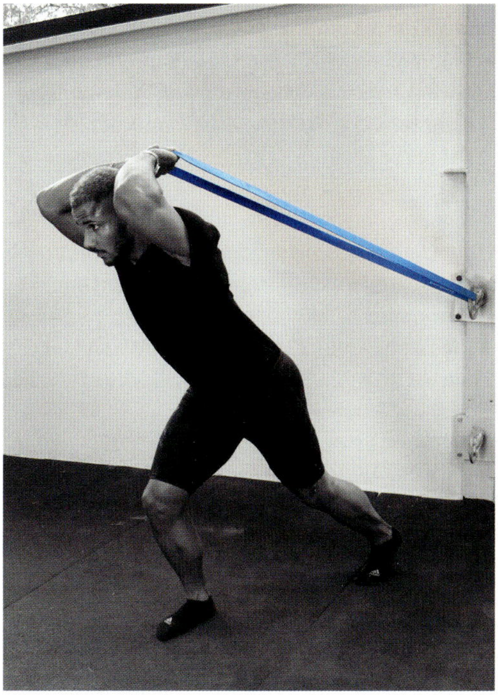

▶ **Abb. 2.83** Trizepsdrücken über Kopf – Ausgangsstellung.

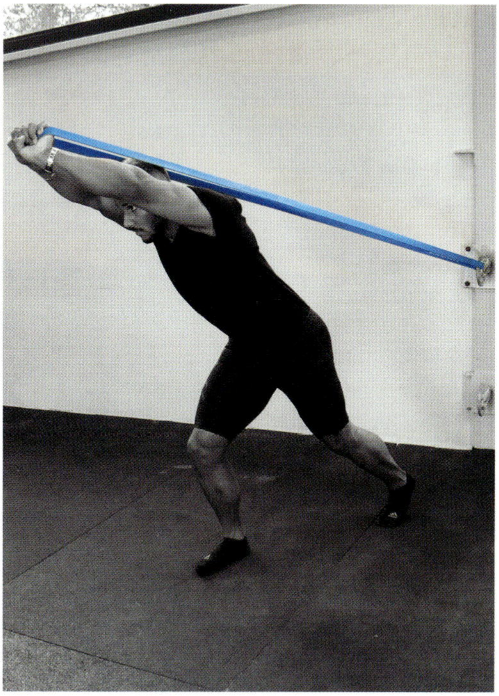

▶ **Abb. 2.84** Trizepsdrücken über Kopf – Endstellung.

2.5.14 Stehende Bizeps-Curls (Standing Biceps Curls)

Zielmuskulatur
- Bizeps
  M. biceps brachii

Hilfsmuskulatur
- Armbeuger
  M. brachialis
- Oberarmspeichenmuskel
  M. brachioradialis
- Ulnarer Handbeuger
  M. flexor carbi ulnaris
- Radialer Handbeuger
  M. flexor carpi radialis
- Runder Einwärtsdreher
  M. pronator teres

Einsatzbereiche
- Kräftigung des Oberarms
- Hypertrophietraining
- Schnellkrafttraining des Oberarmbeugers
- Kraftausdauertraining
- Ergänzungstraining

Befestigung der Loops
- Die Füße auf eine Seite des Superloops stellen.
- Mit den Händen die beiden Enden des Superloops im Untergriff halten.

Ausgangsstellung
- Einen schulterbreiten Stand einnehmen.
- Die Brust rausstrecken, die Schulterblätter nach hinten unten ziehen, den Blick geradeaus richten.
- Die Hände sind in der unteren Position, die Ellenbogen sind leicht gebeugt.
- Die Arme hängen seitlich eng am Körper, die Ellenbogen sind jedoch ein wenig vor der Hüfte.

Und so geht's
- Die Hände explosiv nach oben führen, dabei jedoch die Oberarme fixiert halten (sie wandern nicht mit nach oben!) – dabei ausatmen.
- Die obere Position ist erreicht, wenn die Aufwärtsbewegung durch den Bizeps selbst nicht mehr weitergeht. Die Größe des Bizeps spielt dabei eine entscheidende Rolle.
- Im oberen Punkt die Kontraktion einen kurzen Augenblick halten.
- Die Hände kontrolliert gegen den Widerstand wieder ablassen, die Ellbogen jedoch nicht ganz strecken – dabei einatmen.

▶ Hinweise

Typische Fehler

Wandernde Ellenbogen

Die Ellbogen dürfen bei der Aufwärtsbewegung nicht nach hinten, „wandern". Der Oberarm muss an seiner Position fixiert bleiben.

Wichtig!

Gerader Oberkörper

Den Oberkörper gerade und stabil halten

Schulterblätter hinten unten, Brust raus!

Die Schulterblätter bleiben hinten unten fixiert, die Brust rausgestreckt.

Loop auf Spannung

Der Loop muss bereits in der unteren Position auf Spannung sein.

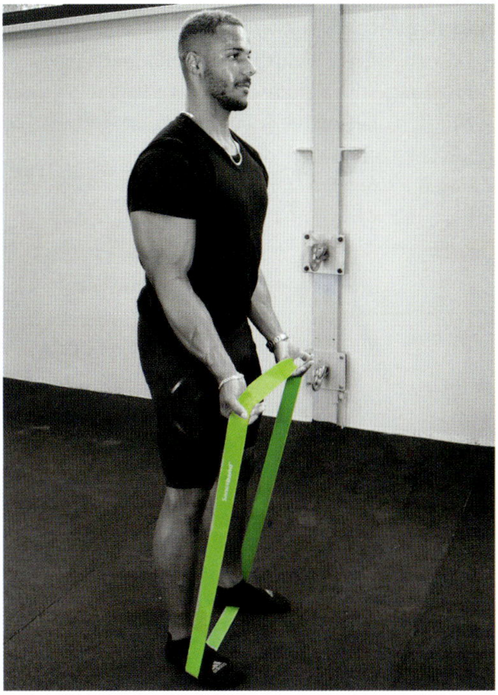

▶ **Abb. 2.85** Stehende Bizeps-Curls – Ausgangstellung.

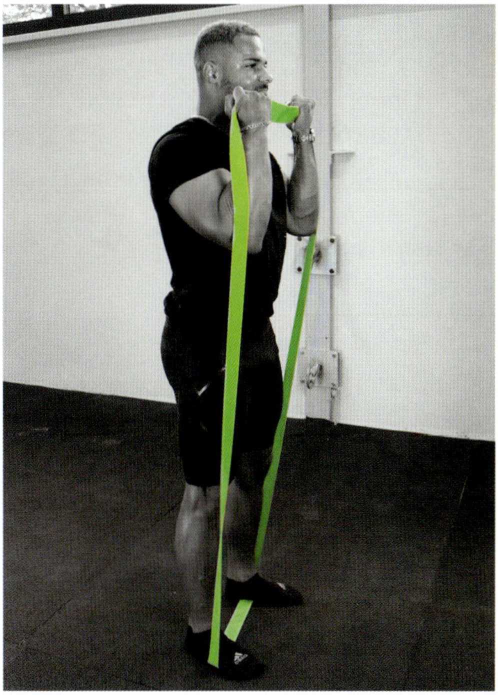

▶ **Abb. 2.86** Stehende Bizeps-Curls – Endstellung.

2.6
Bauch

2.6.1 Liegender Crunch (Lying Crunch)

Zielmuskulatur
- Gerade Bauchmuskulatur
  M. rectus abdominis

Hilfsmuskulatur
- Schräge Bauchmuskulatur
  M. obliquus abdominis
- Pyramidenförmiger Muskel
  M. pyramidalis

Einsatzbereiche
- Rumpfstabilität
- Präventionstraining
- Allgemeine Kräftigung
- Kraftausdauertraining

Befestigung der Loops
- Einen Superloop bodennah an einem Ankerpunkt befestigen.

Ausgangsstellung
- Sich mit dem Kopf nahe am Ankerpunkt auf den Rücken legen.
- Mit beiden Händen den Superloop greifen, um den Nacken führen und die Hände nach vorne auf die Schlüsselbeine führen.
- Die Beine sind aufgestellt, die Füße fest auf dem Boden.
- Den Blick schräg nach oben richten, dabei das Kinn nicht auf die Brust drücken oder den Kopf in den Nacken fallen lassen.

Und so geht's
- Den Rücken leicht krümmen und die Brust in Richtung Knie ziehen – dabei ausatmen.
- Nur den oberen Rücken anheben, der untere Rücken bleibt am Boden.
- Von dort aus den Oberkörper wieder kontrolliert ablassen, ohne ihn jedoch ganz abzulegen – dabei einatmen.

Hinweise

Typischer Fehler

Nicht den ganzen Rücken anheben
Beim Crunch nicht die ganze Wirbelsäule anheben

Oberkörper nicht ablegen
Zwischen den Wiederholungen den Oberkörper nicht komplett ablegen

Halswirbelsäule nicht überdrehen
Die Halswirbelsäule nicht in eine extreme Position bringen

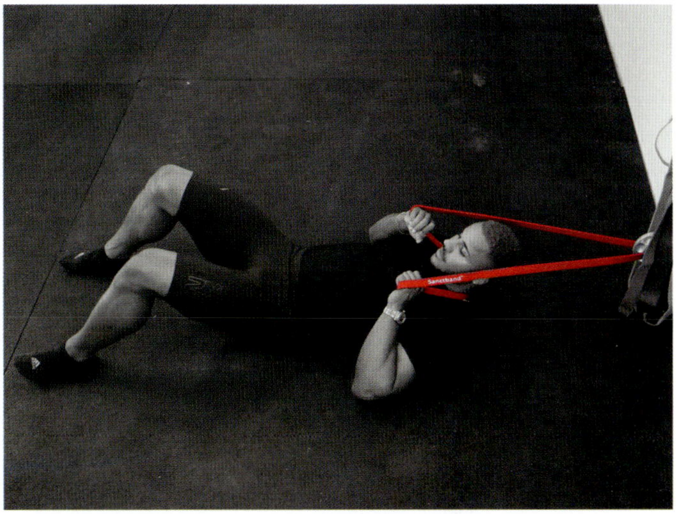

▸ **Abb. 2.87** Liegender Crunch – Ausgangstellung.

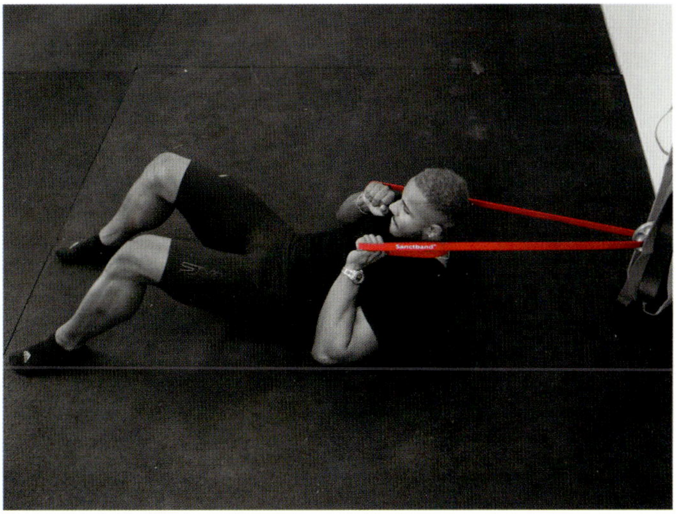

▸ **Abb. 2.88** Liegender Crunch – Endstelllung.

2.6.2 Sit-ups (Sit-ups)

Zielmuskulatur

- Gerade Bauchmuskulatur
  M. rectus abdominis

Hilfsmuskulatur

- Schräge Bauchmuskulatur
  M. obliquus abdominis
- Pyramidenförmiger Muskel
  M. pyramidalis

Einsatzbereiche

- Rumpfstabilität
- Präventionstraining
- Allgemeine Kräftigung
- Kraftausdauertraining

Befestigung der Loops

- Einen Superloop bodennah an einem Ankerpunkt befestigen.

Ausgangsstellung

- Sich mit dem Kopf nahe dem Befestigungspunkt auf den Rücken legen.
- Mit beiden Hände den Superloop greifen, ihn über den Kopf führen und die Arme schräg nach oben vorne strecken.
- Die Beine sind aufgestellt, die Füße stehen fest auf dem Boden.
- Den Blick schräg nach oben richten, dabei nicht das Kinn auf die Brust drücken oder den Kopf in den Nacken fallen lassen.

Und so geht's

- Den Rücken leicht krümmen und den Oberkörper aufrichten – dabei ausatmen.
- Die Bauchmuskulatur einsetzen um ein Hohlkreuz zu vermeiden.
- Von dort aus den Oberkörper wieder kontrolliert ablassen, ohne ihn jedoch ganz abzulegen – dabei einatmen.

Hinweise

Typische Fehler

Oberkörper nicht ablegen

Den Oberkörper zwischen den Wiederholungen nicht komplett ablegen

Halswirbelsäule nicht überdrehen

Die Halswirbelsäule nicht in eine extreme Position bringen

Wichtig!

Arme gestreckt

Die Arme gestreckt lassen, sie zeigen stets schräg nach oben vorne.

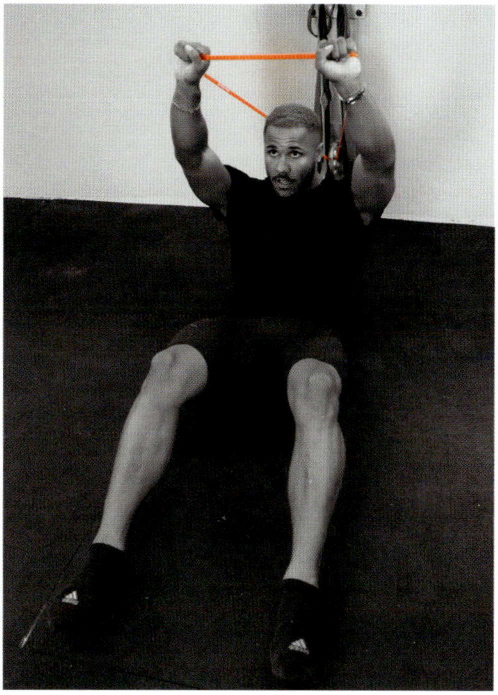

▶ **Abb. 2.89** Sit-ups.

2.6.3 Bergsteiger (Mountain Climbers)

Zielmuskulatur

- Gerade Bauchmuskulatur
  M. rectus abdominis
- Vierköpfiger Oberschenkelmuskel
  M. quadriceps femoris

Hilfsmuskulatur

- Beinbizeps
  M. biceps femoris
- Großer Gesäßmuskel
  M. gluteus maximus
- Hüftbeuger
  M. iliopsoas
- Zweiköpfiger Wadenmuskel
  M. gastrocnemius

Einsatzbereiche

- Allgemeine Kräftigung
- Rumpfstabilität
- Kardio-Training
- Kraftausdauertraining

Befestigung der Loops

- Einen (Mini-)Loop an beiden Füßen um den Mittelfuß legen.

Ausgangsstellung

- Die Liegestützposition einnehmen
- Die Hände schulterbreit oder weiter auseinander aufsetzen und die Arme strecken.
- Die Beine strecken und die Füße auf die Zehenspitzen stellen.
- Nicht ins Hohlkreuz geraten oder einen runden Rücken machen – den Rumpf durch die Bauchmuskulatur und die Rückenstreckermuskulatur stabil halten.

Und so geht's

- Das rechte Knie zum rechten Ellbogen ziehen – dabei versuchen, Knie und Ellenbogen so nah wie möglich zusammenzubringen.
- Das rechte Knie in die Ausgangsposition zurückführen und parallel das linke Knie zum linken Ellenbogen führen.
- Gleichzeitige, fließende Beinwechsel ausführen.

Hinweise

Typische Fehler

Nicht springen!

Nicht versuchen, mit den Füßen „nach vorne zu springen", sondern die Knie anziehen.

Wichtig!

Stabiler Rumpf

Den Rumpf stabil und unter Spannung halten

Nur in der Ausgangsposition auf Zehenspitzen

Die Zehenspitzen berühren nur in der Ausgangsstellung den Boden.

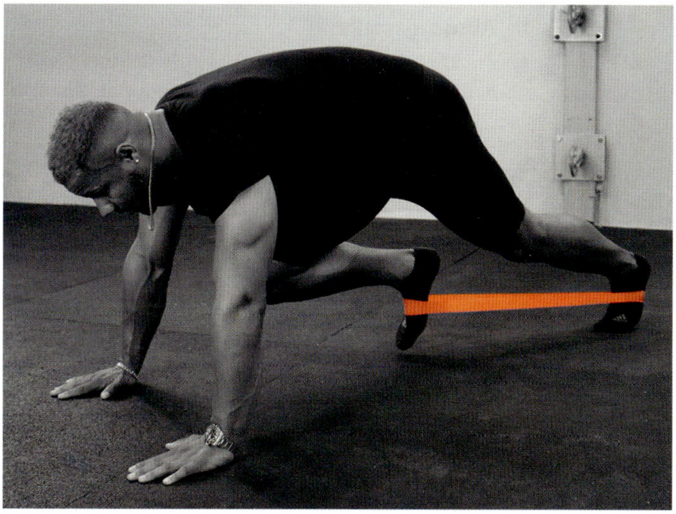

▶ **Abb. 2.90** Bergsteiger.

2.6.4 Bewegender Bauchstütz (Moving Plank)

Zielmuskulatur

- Gerade Bauchmuskulatur
  M. rectus abdominis

Hilfsmuskulatur

- Schräge Bauchmuskulatur
  M. obliquus abdominis
- Quer verlaufender Bauchmuskel
  M. transversus abdominis
- Großer Brustmuskel
  M. pectoralis major
- Trizeps
  M. triceps brachii
- Deltamuskel
  M. deltoideus
- Ellenbogenhöckermuskel
  M. anconaeus
- Vorderer Sägemuskel
  M. serratus anterior
- Rückenstrecker
  M. erector spinae
- Vierköpfiger Oberschenkelmuskel
  M. quadriceps femoris
- Großer Gesäßmuskel
  M. gluteus maximus
- Dreiköpfiger Adduktor
  M. adductor

Einsatzbereiche

- Agilitätstraining
- Rumpfkrafttraining
- Allgemeine Kräftigung

Befestigung der Loops

- Einen Loop um beide Handgelenke legen und spannen.

Ausgangsstellung

- Die Liegestützposition einnehmen.
- In die Knie gehen und die Hände weiter als schulterbreit auseinander auf Höhe der Brust auf den Boden setzen, die Arme nahezu strecken.
- Die Beine strecken und die Füße auf die Zehenspitzen stellen.
- Kein Hohlkreuz oder einen runden Rücken machen – den Rumpf durch die Bauchmuskulatur und die Rückenstreckermuskulatur stabil halten.
- Kopf, Rumpf und Beine sollten eine gerade Linie bilden.

Und so geht's

- Die Rumpfspannung während der gesamten Ausführung halten, sodass die gerade Körperlinie beibehalten wird.
- Nicht wie beim Liegestütz den Oberkörper auf und ab bewegen, sondern die Hände seitlich vor- und zurückbewegen.
- Es kann auch der ganze Körper bewegt werden, dabei sollten die Füße der Richtung der Arme folgen.

Hinweise

Typische Fehler

Rücken nicht durchhängen, Gesäß nicht hoch lassen

Den unteren Rücken nicht durchhängen lassen – auch nicht das Gesäß immer weiter nach oben schieben

Wichtig!

Richtig atmen

Während der Übung kontrolliert und gleichmäßig atmen.

Tipp

Für mehr Agilität

Zur Verbesserung der Agilität die Bewegungen schnellkräftig durchführen

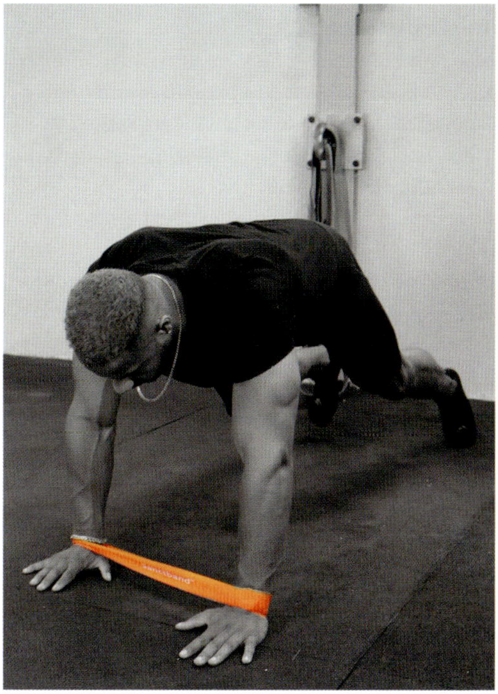

► **Abb. 2.91** Bewegender Bauchstütz, Bewegung vorwärts – Ausgangstellung.

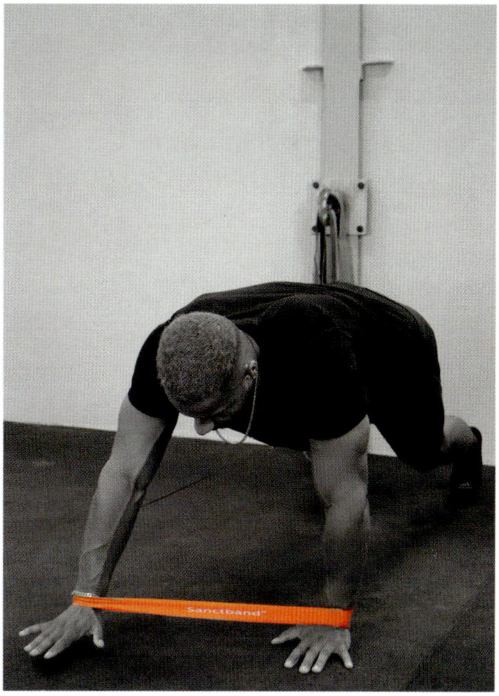

► **Abb. 2.92** Bewegender Bauchstütz, Bewegung vorwärts – Endstellung.

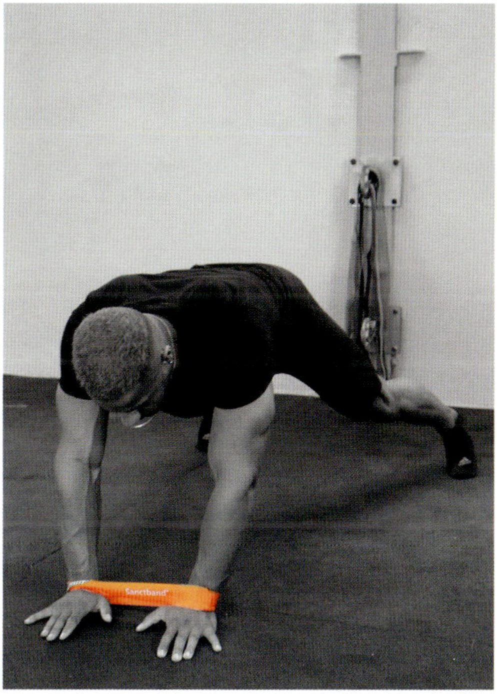

► **Abb. 2.93** Bewegender Bauchstütz, Bewegung seitwärts – Ausgangstellung.

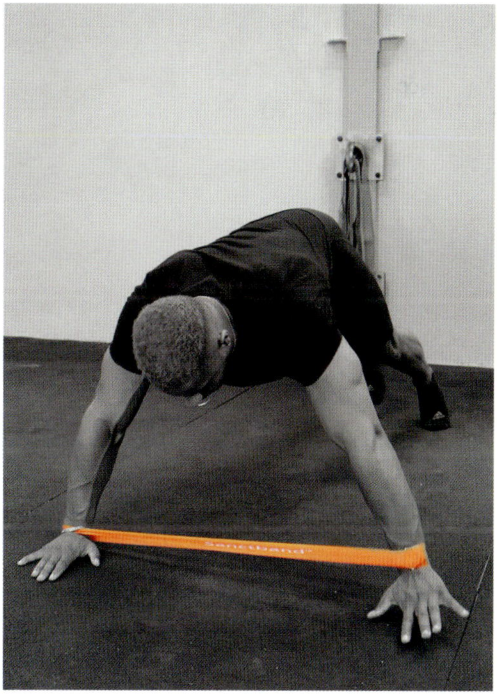

► **Abb. 2.94** Bewegender Bauchstütz, Bewegung seitwärts – Endstellung.

2.7
Dehnung, Kompression, Flossing

2.7.1 Dehnung ischiokrurale Muskulatur (Hamstring Stretch)

Zielmuskulatur
- Beinbizeps
  M. biceps femoris
- Halbsehnenmuskel
  M. semitendinosus
- Plattsehnenmuskel
  M. semimembranosus
- Dreiköpfiger Wadenmuskel
  M. triceps surae

Einsatzbereiche
- Beweglichkeitstraining

Befestigung der Loops
- Einen Superloop um die Ferse legen und zur Fixierung einmal unter der Fußsohle kreuzen.

Ausgangsstellung
- Sich in Rückenlage flach auf den Boden legen.
- Den am Fuß fixierten Superloop greifen und gegebenenfalls zusätzlich um den Nacken legen.
- Das zu dehnende Bein mit dem Superloop senkrecht in die Höhe strecken.
- Das andere Bein liegt ausgestreckt am Boden.

Und so geht's
- Der Superloop dient dazu, die Dehnung zu forcieren.
- Dazu den Superloop zur Brust ziehen, sodass sich der Fuß weiter kopfwärts bewegt.

Hinweise

Typische Fehler

Dehnung nicht übertreiben!
Wie bei jeder Dehnungsübung darauf achten, nicht zu stark zu dehnen um Verletzungen zu vermeiden

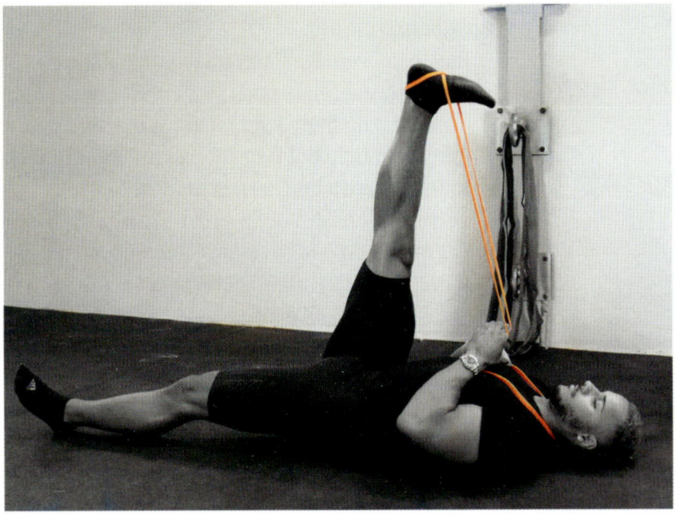

▶ **Abb. 2.95** Dehnung Ischiokrurale Muskulatur.

2.7.2 Dehnung Ischiokrurale Muskulatur & Flossing (Hamstring Stretch & Flossing)

Zielmuskulatur

- Beinbizeps
  M. biceps femoris
- Halbsehnenmuskel
  M. semitendinosus
- Plattsehnenmuskel
  M. semimembranosus

Hilfsmuskulatur

- Großer Gesäßmuskel
  M. gluteus maximus

Einsatzbereiche

- Beweglichkeitstraining
- Präventionstraining
- Detonisierung

Befestigung des Flossbands & des Loops

- Ein Flossband um den oberen Teil des Oberschenkels wickeln (Details zum Anlegen eines Flossbands s. Kap. 2.7.8).
- Einen Superloop zwischen Hüft- und Brusthöhe an einem Ankerpunkt befestigen.

Ausgangsstellung

- Sich in Rückenlage flach auf den Boden legen.
- Das zu trainierende und mit dem Flossband umwickelte Bein in den Superloop legen, es hängt somit schräg in der Luft.
- Fußspitze anziehen, sodass der Fuß in der Dorsalflexion ist.
- Das freie Bein liegt ausgestreckt am Boden, die Arme liegen flach seitlich neben dem Körper und stützen die Position.

Und so geht's

- Das mit dem Flossband umwickelte Bein schnellkräftig nach oben bringen.
- Dabei das Bein gestreckt lassen und den Fuß in der Dorsalflexion halten.
- Ohne in der oberen Position zu verweilen das Bein wieder kontrolliert ablassen.
- Unten angekommen das Bein wieder schnellkräftig nach oben bringen.

Hinweise

Wichtig!

Schnell und kräftig ausführen!

Die Bewegung muss schnell und kräftig erfolgen, sie darf nicht langsam gestaltet werden.

Tipp

Dehnung & Kompression

Durch das Flossband erfolgt, parallel zur dynamischen Dehnung, eine Druckkompression der Muskulatur was den Effekt verstärkt.

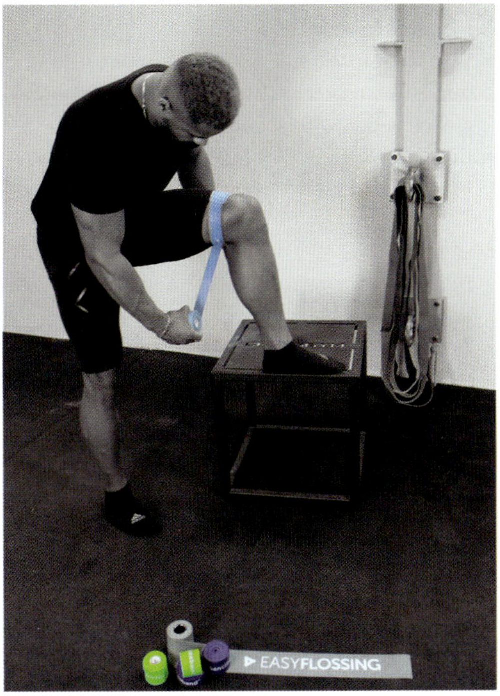

► **Abb. 2.96** Das Flossband einmal als Anker um den Oberschenkel wickeln.

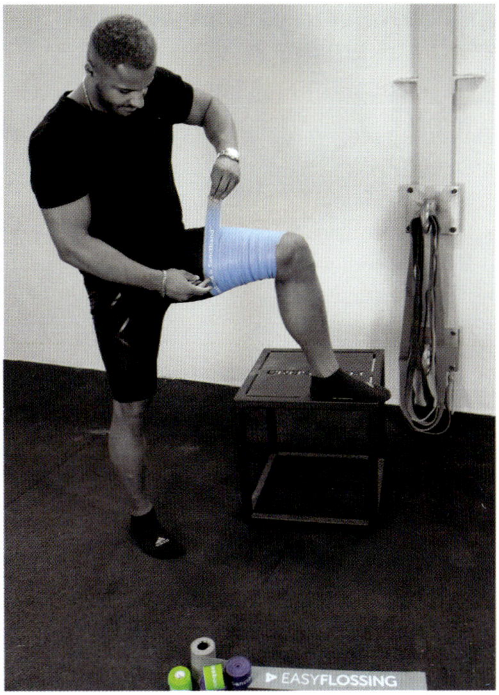

► **Abb. 2.97** Das Band mit 50 %iger Dehnung und 50 %iger Überlappung um den Oberschenkel wickeln.

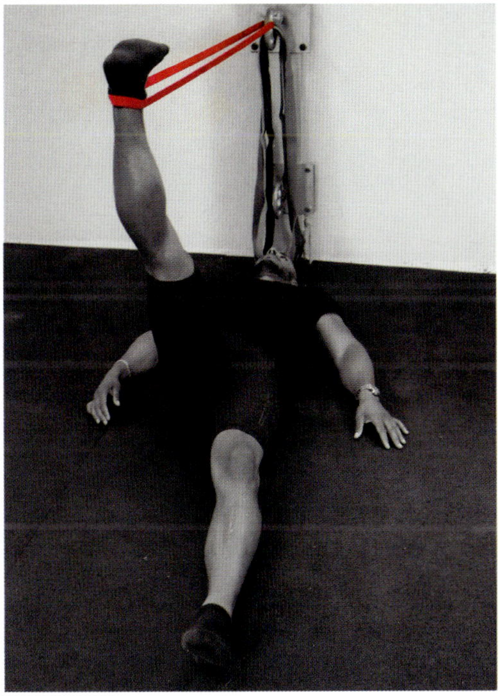

► **Abb. 2.98** Dehnung Ischiokrurale Muskulatur & Flossing, Flossing – Ausgangsstellung.

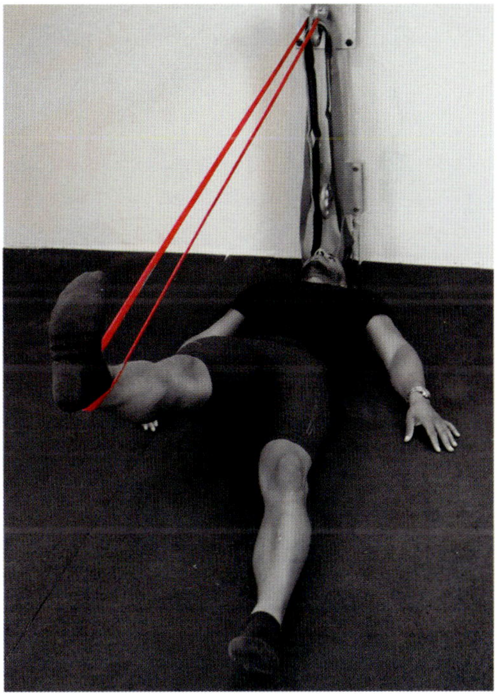

► **Abb. 2.99** Dehnung Ischiokrurale Muskulatur & Flossing, Flossing – Endstellung.

2.7.3 Lokaler Impact Ischiokrurale Muskulatur (Local Impact Hamstrings)

Zielmuskulatur

- Beinbizeps
  M. biceps femoris
- Halbsehnenmuskel
  M. semitendinosus
- Plattsehnenmuskel
  M. semimembranosus

Einsatzbereiche

- Lokale Druckkompression am Ansatzpunkt der ischiokruralen Muskulatur
- Präventionstraining
- Beweglichkeitstraining
- Detonisierung

Befestigung der Loops

- Einen Superloop etwa hüft- bis brusthoch an einem Ankerpunkt befestigen und unterhalb des Gesäßes um ein Bein legen.

Ausgangsstellung

- Sich mit Blick zum Befestigungspunkt aufstellen und zwar so weit entfernt, dass der Superloop ausreichend auf Spannung ist.
- Den Rücken gerade halten, den Blick geradeaus und die Zehenspitzen leicht nach außen richten.

Und so geht's

- Die Knie nach und nach beugen, sodass der Körper etwas in die Hocke geht.
- Der Superloop hilft zum einem dabei, nicht nach hinten zu fallen, andererseits erzeugt er die nötige Kompression am Ansatzpunkt der Muskulatur.
- Die Position eine Minute halten – alternativ die Übung dynamisch gestalten: dafür in langsamem Tempo nach vorne und wieder in die Hocke gehen.

Hinweise

Wichtig!

Nur mit einem Bein

Damit ausreichend Kompression entsteht, jeweils nur ein Bein in den Superloop legen und nicht beide Beine gleichzeitig

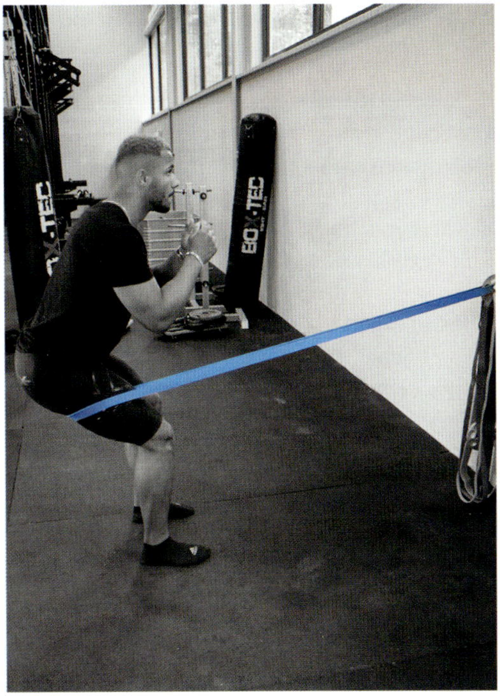

► **Abb. 2.100** Lokaler Impact Ischiokrurale Muskulatur.

2.7.4 Dehnung Quadrizeps (Quad Stretch)

Zielmuskulatur

- Vierköpfiger Oberschenkelmuskel
  M. quadriceps femoris

Einsatzbereiche

- Beweglichkeitstraining

Befestigung der Loops

- Einen Superloop am Sprunggelenk über dem Fußrücken kreuzen und fixieren.

Ausgangsstellung

- Sich in Bauchlage auf den Boden legen.
- Das zu dehnende Bein im Knie anwinkeln, das passive Bein liegt ausgestreckt auf dem Boden.
- Den Superloop greifen und über die Schulter ziehen, die dem zu dehnenden Bein entspricht.

Und so geht's

- Durch einen stärkeren Zug am Superloop die Dehnung forcieren und so den Fuß weiter in Richtung Gesäß bringen.

Hinweise

Typischer Fehler

Dehnung nicht übertreiben!

Wie bei jeder Dehnungsübung darauf achten, nicht zu stark zu dehnen um Verletzungen zu vermeiden

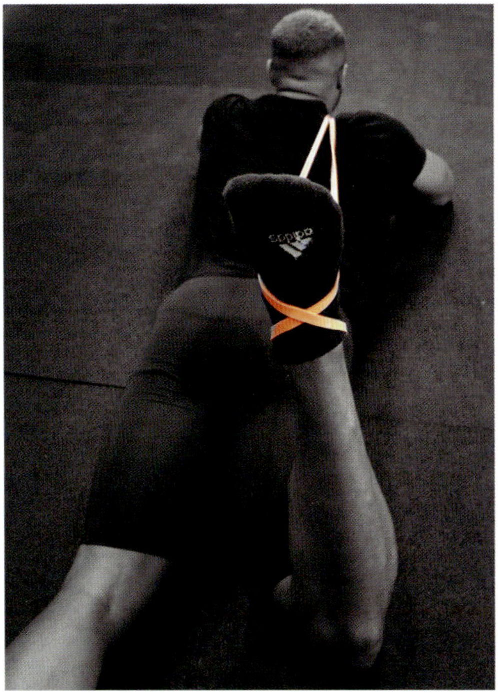

▶ **Abb. 2.101** Dehnung Quadrizeps.

2.7.5 Hüftmobilisation (hip stretch)

Zielmuskulatur

- Dreiköpfiger Adduktor
  M. adductor
- Hüftbeuger
  M. iliopsoas
- Beinbizeps
  M. biceps femoris
- Halbsehnenmuskel
  M. semitendinosus
- Plattsehnenmuskel
  M. semimembranosus

Einsatzbereiche

- Beweglichkeitstraining
- Präventionstraining

Befestigung der Loops

- Einen Superloop bodennah an einem Ankerpunkt befestigen und um den oberen Oberschenkel der zu mobilisierenden Seite legen.

Ausgangsstellung

- Sich seitlich zum Ankerpunkt platzieren.
- Das Bein mit dem Superloop im rechten Winkel zum Ankerpunkt/zum Superloop platzieren und den Fuß aufstellen.
- Das freie Bein nach hinten ausstrecken.
- Den, zum Bein mit dem Superloop gehörenden, Arm auf das Knie des Beins mit dem Loop stützen.
- Mit dem anderen Arm auf dem Boden abstützen.

Und so geht's

- Die Hüfte nach vorne unten schieben, sodass der Hüftbeuger gedehnt wird.
- Das Bein mit dem Superloop nach außen in die Abduktion bringen.

Hinweise

Wichtig!

Alle Muskeln dehnen

Die Ausgangsposition so gestalten, dass alle genannten Muskeln gedehnt werden

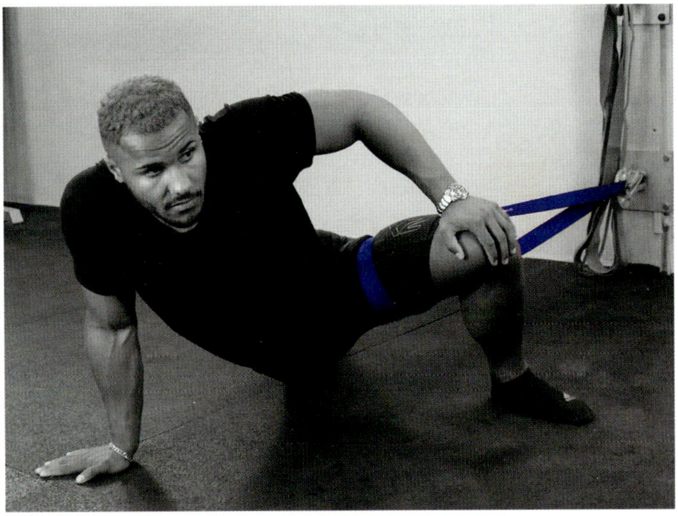

► **Abb. 2.102** Hüftmobilisation.

2.7.6 Dorsalflexion (Dorsal Flexion)

Ziellokalität

- Oberes Sprunggelenk
  Articulatio talocruralis

Einsatzbereiche

- Üben der Fähigkeit zur Dorsalflexion im oberen Sprunggelenk (Beweglichkeitstraining)

Befestigung der Loops

- Einen Superloop bodennah an einem Ankerpunkt befestigen und um das Sprunggelenk des zu trainierenden Beins legen.

Ausgangsstellung

- Sich mit dem Rücken zum Befestigungspunkt aufstellen – so weit entfernt, dass der Superloop bereits auf Spannung ist.
- Den Fuß mit dem Superloop vorne platzieren, den freien Fuß in normaler bis großer Schrittlänge nach hinten stellen.
- Den Oberkörper leicht vorbeugen, den Blick geradeaus richten und den Rücken gerade halten.

Und so geht's

- Mit dem vorderen Bein ins Knie gehen, sodass sich das Kniegelenk nach vorne schiebt.
- Die Aufgabe des Superloops besteht darin, das Sprungbein (den Talus) zu fixieren („Mulligan“-Technik).

Hinweise

Typische Fehler

Knie nicht drehen

Beim Heruntergehen das Knie nicht nach innen rotieren lassen

Wichtig!

Mehr Beweglichkeit im Sprunggelenk

Die Übung dient nicht der muskulären Kräftigung, sondern der Verbesserung der Beweglichkeit im Sprunggelenk.

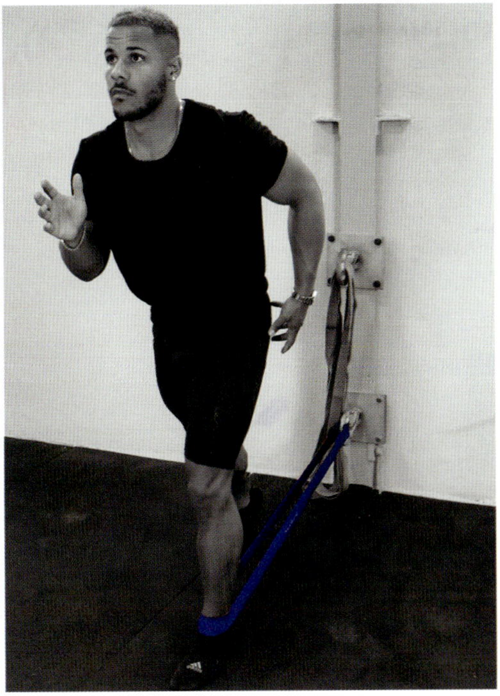

▶ **Abb. 2.103** Dorsalflexion – Ausgangsstellung.

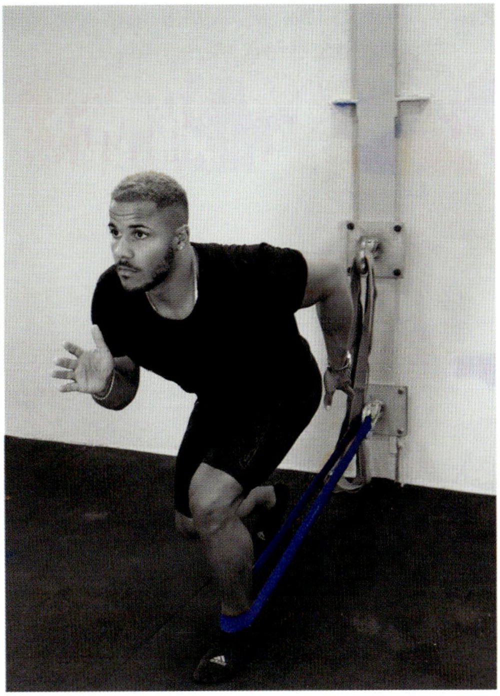

▶ **Abb. 2.104** Dorsalflexion – Endstellung.

2.7.7 M. popliteus-Druckkompression (Compression Musculus Popliteus)

Zielmuskulatur

- Kniekehlenmuskel
  M. popliteus

Einsatzbereiche

- Lokale Druckkompression auf dem Kniekehlenmuskel
- Präventionstraining
- Beweglichkeitstraining
- Detonisierung

Befestigung der Loops

- Einen Superloop auf Kniegelenkhöhe an einem Ankerpunkt befestigen und um die Kniekehle des Beins legen.

Ausgangsstellung

- Einen Stand mit Blick zum Befestigungspunkt einnehmen – so weit entfernt, dass der Superloop bereits auf Spannung ist.
- Den Rücken gerade halten, den Blick geradeaus richten, die Zehenspitzen zeigen leicht nach außen.

Und so geht's

- Die Knie nach und nach beugen, sodass der Körper etwas in die Hocke geht.
- Der Superloop hilft dabei, nicht nach hinten zu fallen, andererseits erzeugt er die nötige Kompression auf der Muskulatur.
- Die Position eine Minute halten – alternativ die Übung dynamisch gestalten: dafür in langsamem Tempo nach vorne und wieder in die Hocke gehen.

Hinweise

Wichtig!

Immer nur ein Bein

Immer nur ein Bein in den Loop legen, und nicht beide Beine gleichzeitig: sonst würde nicht ausreichend Kompression entstehen.

Tipp

Fibulakopf nach ventral

Während der Kompression wird das obere Ende des Wadenbeins (der Fibulakopf, Caput fibulae) nach ventral, d. h. zum Bauch hingezogen.

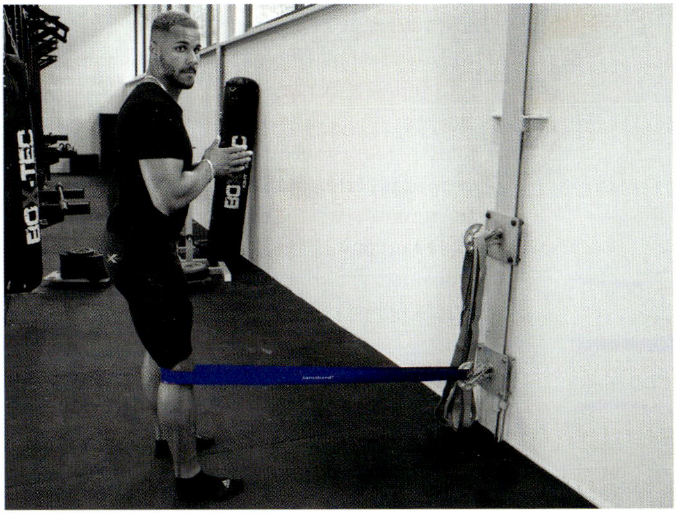

► **Abb. 2.105** Musculus-Popliteus-Druckkompression – Ausgangsstellung.

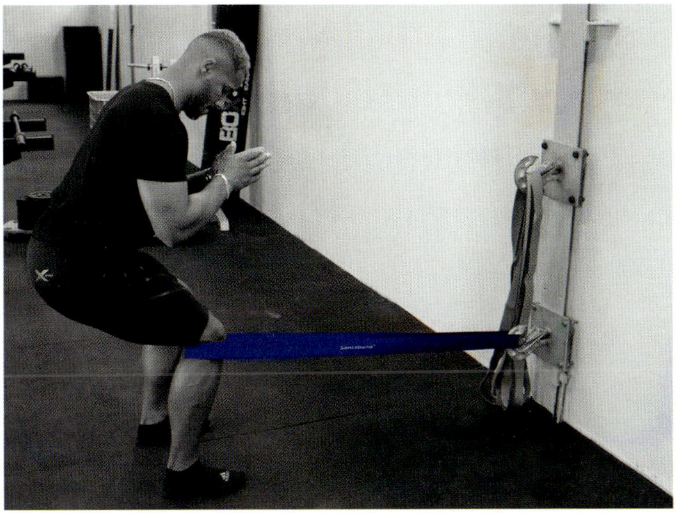

► **Abb. 2.106** Musculus-Popliteus-Druckkompression – Endstellung.

2.7.8 Flossing (Flossing)

Ziellokalitat
- Oberschenkel
- Wade
- Hand
- Arme

Einsatzbereiche
- Regeneration
- Schmerzwahrnehmung (Nozizeption)
- Kraftgeneration
- Verbesserung der inter- und intramuskulären Koordination

Prinzip des Flossings
- Flossing ist eine myofasziale Kompressionstechnik.
- Das Applikationsprinzip reicht von distal bis proximal.

Befestigung des Flossbands
- Das Band einmal um die zu behandelnde Extremität (Oberschenkel, Wade, Hand, Arm) wickeln.
- Dieser erste Zirkel fungiert als Anker.
- Dann das Band mit einer Dehnung von 50 % in weiteren Zirkeln um die Extremität wickeln.
- Die Überlappung der Zirkel sollte auch 50 % betragen.
- Das Bandende in den letzten Zirkel einstecken.

Und so geht's
- Das Flossband bis zu 2 Minuten angelegt lassen, dann abnehmen.
- Nach Abnahme des Bandes die Extremität 2 Minuten lang aktiv oder passiv bewegen.
- Die gesamte Prozedur 2 bis 3 Mal wiederholen.

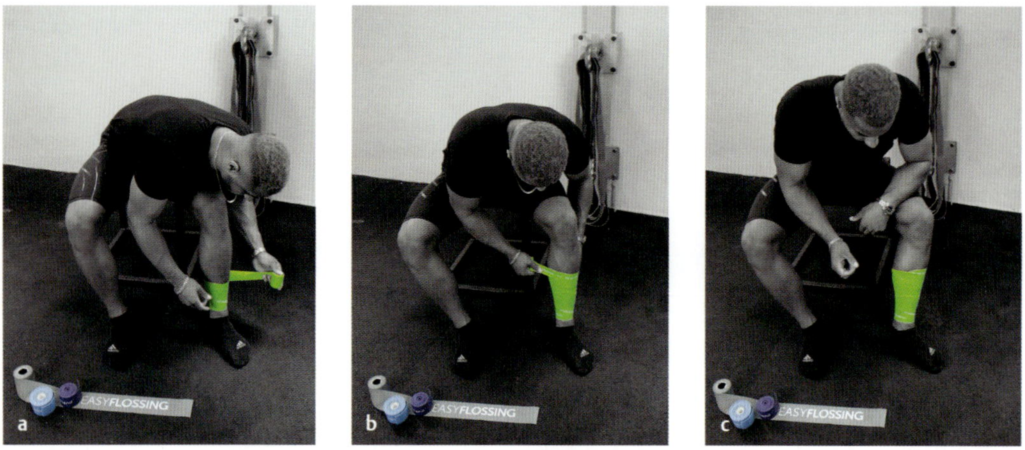

▶ **Abb. 2.107** Selbstanlage Wadenmuskulatur.

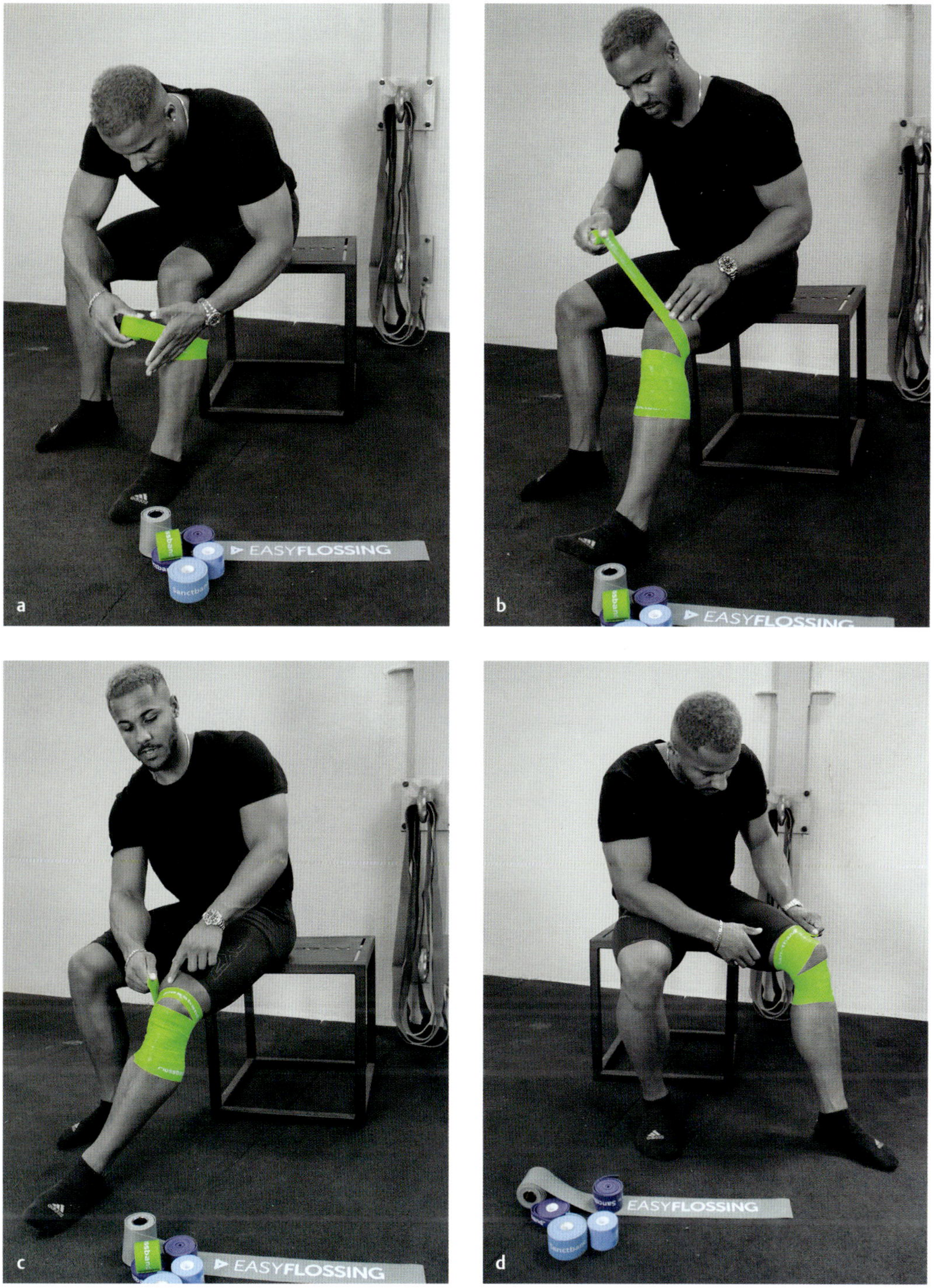

► **Abb. 2.108** Selbstanlage Kniegelenk mit Aussparung der Kniescheibe.

3 Weiterführende Informationen

Hier finden Sie vertiefende Literatur, Links zu hilfreichen Websites sowie Bezugsquellen der, bei den Übungen verwendeten Loops und Flossbänder.

Literatur

[1] **Kruse S**. Easy Flossing. Thieme; 2017

[2] **Kreutzer R, Stechmann K, Eggers H, Kolster BC**. Flossing. KVM; 2016

[3] **Suslik D, Seifert S**. Training und Therapie mit dem Flossband. Meyer & Meyer Sport; 2016

[4] **Pavlu D**. Übungen mit dem Sanctband. Thieme; 2016

[5] **Kneale A**. Sanctband: Pilates Essentials. Orthopedic Physical Therapy Products; 2010

[6] **Ahlhorn A, Krämer D**. Flossing in Therapie und Training. Riva; 2016

Interessante Websites

www.svenkruse.de
www.medivital.de
www.sanctband.eu

Bezugsquellen Loops & Flossbänder

Sanctband-Produkte
Loops (Standard, Mini), Superloops sowie Flossbänder sind Produkte der Marke Sanctband.
Bestellbar unter Tel. +49 (0) 7 24 29 37 90
sowie online unter: www.sanctband.eu

Deutschland-Vertrieb
WAGUS GmbH
Markgrafenstraße 6 A
76287 Rheinstetten
Tel. +49 (0) 7 24 29 37 90
Fax +49 (0) 72 42 93 79 99
info@wagus.de
www.wagus.de